Dr CHARLES FLEIG

(1883-1912)

La Toxicité

du

Salvarsan

PARIS

A. MALOINE, ÉDITEUR

25-27, RUE DE L'ÉCOLE-DE-MÉDECINE, 25-27

1914

La
Toxicité du Salvarsan

Dʳ CHARLES FLÈIG

(1883-1912)

La Toxicité

du

Salvarsan

PARIS

A. MALOINE, ÉDITEUR

25-27, RUE DE L'ÉCOLE-DE-MÉDECINE, 25-27

1914

Cet ouvrage reproduit fidèlement le manuscrit dont Fleig avait terminé la rédaction en juin 1912. L'auteur commençait à se préoccuper de le faire imprimer lorsque la fièvre typhoïde l'arracha à son laboratoire et à ses travaux. Fleig est mort le 29 août 1912 à l'âge de 29 ans.

Le lecteur curieux d'avoir une idée de l'extraordinaire activité scientifique de Fleig, n'aura qu'à se rapporter au numéro du 15 septembre 1912 du journal le Montpellier Médical consacré à la biographie de ce chercheur infatigable et à la classification méthodique des nombreux travaux qu'il poursuivit et publia, sans interruption, depuis son entrée au laboratoire de Physiologie de Faculté de médecine de Montpellier (1902).

Si cet ouvrage, absolument désintéressé et exclusivement scientifique, peut paraître aujourd'hui, on le doit aux concours généreux ou dévoués qui se sont associés à notre pensée de rendre un nouvel hommage à la mémoire de Fleig, en publiant son dernier travail.

Sur la proposition de M. le Recteur Benoist, le Conseil de l'Université de Montpellier vota une importante subvention pour contribuer aux frais d'impression. M. F. Portes, élève et ami de Fleig, nous aida pour la correction des épreuves. Mais la compréhension parfaite du manuscrit et son impression conformément aux désirs de l'auteur n'ont pu être réalisées que grâce à la pieuse collaboration de la sœur de l'auteur, Mlle Gabrielle Fleig.

E. DERRIEN

Professeur agrégé à l'Université de Montpellier.

La Toxicité du Salvarsan

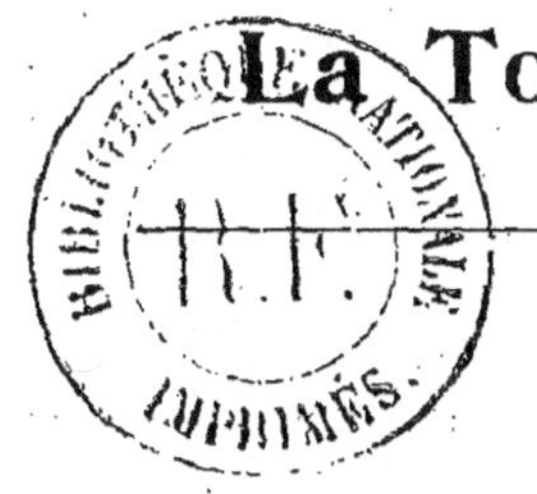

INTRODUCTION
DONNÉES TECHNIQUES GÉNERALES

Manque d'homogénéité des recherches des différents auteurs sur la toxicité du salvarsan et difficultés de comparer entre eux les résultats obtenus. — Orientation générale des recherches systématiques relatées
dans cet ouvrage. — Technique et marche générale des expériences de
toxicité. Eléments constants et éléments variables des conditions expérimentales. — Relation entre les recherches présentes et les recherches
antérieures de l'auteur.

Il y a lieu de s'étonner que, parmi les innombrables
publications dont le salvarsan (1) a déjà été l'objet, aucune ne nous fournisse de données détaillées et systématiques sur la toxicité respective des diverses prépara-

---

1. Synonymie : « *Dichlorhydrate do dioxydiamidoarsénobenzol* », ou
mieux, suivant le langage chimique moderne, « *dichlor. de dioxydiami-
doarsénobenzène* », « *dichlorhydrate de paradioxymétadiamidoarséno-
benzène* », « *préparation n° 606 de Bertheim-Ehrlich-Hata* », « *606* »,
« *Ehrlich-Hata* », « *Hata* », « *arsénobenzol* », « *salvarsan* ».
Le terme d'« arsénobenzol », que j'employais volontiers dans mes

"

tions acides, alcalines et neutres, sous lesquelles on peut utiliser cliniquement cet agent, si important au double point de vue de la chimie pharmacodynamique et de la thérapeutique.

Quelques auteurs ont bien étudié, il est vrai, dans des expériences d'ailleurs toujours en petit nombre, la toxicité de telle ou telle solution de dioxydiamidoarsénobenzol, acide ou alcaline, mais il n'est guère possible de tirer de leurs résultats des conclusions fermes, car

publications antérieures comme abréviatif de la dénomination chimique complète, me paraît aujourd'hui devoir être laissé de côté, car il prête à confusion ; tant que le 606 était le seul dérivé pratiquement utilisé de l'arsénobenzol proprement dit, $C^6H^5 — As = As — C^6H^5$, on pouvait sans inconvénient employer le terme d'arsénobenzol pour désigner ce dérivé ; mais d'autres dérivés de l'arsénobenzol ayant été récemment essayés en thérapeutique, il vaut mieux, dans l'intérêt de la précision, désigner le composé d'Ehrlich soit sous son nom chimique vrai, soit sous son numéro aussi classique qu'historique, soit sous le nom de « salvarsan » que lui a donné Ehrlich.

Bien que le terme de « salvarsan » représente en somme une dénomination de spécialité pharmaceutique, je me permettrai de l'employer couramment, vu que c'est le seul usité aujourd'hui par les auteurs allemands, anglais, etc., et par la plupart des Maîtres français eux-mêmes. Néanmoins, j'emploierai exclusivement le terme de « 606 » lorsqu'il sera question du produit utilisé par les divers médecins ou expérimentateurs à la période initiale d'essais, alors que le terme de salvarsan n'était pas créé et que le produit n'était pas préparé industriellement. Cette distinction est d'ailleurs conforme à l'intérêt de la rigueur scientifique, le salvarsan livré industriellement n'étant pas, d'après divers auteurs, de tous points identique au « 606 » initialement fourni par Ehrlich.

Quant au terme chimique de « *dioxydiamidoarsénobenzol* », il n'est point synonyme de « 606 » ni de « salvarsan », mais s'applique exclusivement à la « *base du 606* », le 603 ou salvarsan étant le dichlorhydrate de cette base.

les recherches de chacun d'eux ont été effectuées dans des conditions de technique tellement différentes les unes des autres qu'il est difficile de les rapprocher entre elles et de les synthétiser en vue d'établir le degré de nocuité comparé des diverses solutions examinées.

Les voies et la vitesse d'injection, le degré de concentration des solutions, l'espèce animale, la présence ou l'absence d'anesthésique, la nature même du dioxydiamidoarsénobenzol employé (*606 hyperidéal* du laboratoire d'Ehrlich ou *salvarsan* industriellement préparé), telles sont les principales des conditions expérimentales qui sont à la base des divergences de technique des divers auteurs en question auxquelles il faut ajouter encore le fait que tantôt les études portent sur la toxicité *immédiate*, tantôt sur la toxicité *éloignée*. Je reviendrai sur elles avec soin au cours de ce travail, à propos de la citation et de la discussion des résultats des auteurs.

Il est en outre, à remarquer que la plupart de ces derniers ne se sont point assez préoccupés de faire porter leurs recherches avant tout sur les solutions employées dans la pratique ou sur des préparations modifiées toujours en vue de l'utilisation pratique, de sorte que c'est souvent à tort qu'ils ont appliqué à la thérapeutique clinique des déductions tirées de leurs conclusions expérimentales.

Dans les recherches que je vais relater, basées, comme on le verra, sur un nombre considérable d'expériences, je me suis au contraire toujours appliqué à étudier avant tout, soit des solutions déjà utilisées cliniquement, soit des solutions réalisées en vue de l'utilisation pratique et composées de telle sorte que leur toxicité fût abaissée aussi fortement que possible. On verra que, dans cette dernière voie, mes résultats ont été des plus heureux et que j'ai pu obtenir des solutions à toxicité infiniment moins élevée que les solutions habituellement employées.

Mes expériences de toxicité ont eu trait soit à la toxicité éloignée, soit, pour le plus grand nombre, à la toxicité immédiate et ont été effectuées, soit chez le chien, soit surtout chez le lapin, principalement avec la préparation livrée par le commerce sous le nom de « salvarsan ». Accessoirement, j'ai aussi fait quelques déterminations de toxicité, en petit nombre, avec l' « arsénobenzol Billon ». Mais, *pour rendre mes résultats aussi comparables entre eux que possible*, je relaterai ici exclusivement ceux qui se rapportent au *salvarsan* (d'autant plus volontiers employé dans mes recherches qu'il représente le produit préparé exactement selon les indications d'Ehrlich), et, parmi ceux-là, surtout ceux qui intéressent la *toxicité immédiate chez le lapin*. Quelques chiffres de toxicité éloignée seront cependant incidemment mentionnés.

Toujours en vue de conserver à mes résultats le caractère de « comparabilité » que je viens de souligner, j'ai utilisé des lapins à *poids aussi uniforme que possible* (variant entre les limites extrêmes de 1 kgr. 800 et 2 kgr. 200) et injecté les solutions dans la *veine marginale de l'oreille* à des vitesses aussi peu éloignées que possible de la *vitesse-type de un demi-centigramme de salvarsan par kilogramme d'animal et par minute*, cette vitesse, bien supérieure à celle des injections intraveineuses de salvarsan chez l'homme (puisqu'elle correspondrait à soixante centigrammes de salvarsan injectés en deux minutes chez un homme de soixante kilos), ne pouvait guère être diminuée dans une étude de ce genre, où devaient être injectés, dans certaines expériences — cas de solutions très diluées — des quantités considérables de liquide.

L'injection était arrêtée lorsque l'animal donnait des signes de mort prochaine par les modifications observées soit du côté du cœur, soit surtout du côté de la respiration, des réflexes cornéen ou palpébral, ou des réactions motrices générales ; dans les cas de solutions très diluées ou à toxicité très faible, l'injection était, lorsqu'on arrivait à la période terminale, interrompue quelques minutes de temps en temps, afin de laisser à la quantité déjà injectée le temps de manifester son effet toxique ou à très brève échéance mortel et d'éviter l'introduction complémentaire dans les veines d'une nouvelle dose de toxique non nécessaire pour amener la mort à peu près immédiate. Dans ces conditions, avec les solutions en question, les animaux ne mouraient que cinq à quinze minutes après la cessation de l'injection ; les chiffres de toxicité immédiate que fixent mes expériences pour les solutions peu toxiques représentent donc des valeurs plutôt un peu faibles que trop fortes. Il n'est pas sans intérêt d'indiquer le fait, car si l'on est frappé, dans certains des tableaux qui suivront, de la valeur extrêmement élevée de certains chiffres de toxicité, c'est-à-dire du degré de toxicité extrêmement faible des solutions correspondantes, on doit bien avoir présent à l'esprit que ces chiffres représentent plutôt un minimum qu'un maximum et que la toxicité en réalité est plutôt moins élevée encore que ne l'indique l'expérience.

Dans les expériences de toxicité faites avec des solutions peu toxiques et possédant, de par leur forte dilution ou leur nature même, une action diurétique suffisamment marquée, le *taux de la diurèse* était observé du commencement à la fin de l'injection, au moyen d'une sonde placée dans la vessie de l'animal, la vessie étant complètement vidée au début de l'injection. Pour des solutions à dilution égale, la diurèse était d'autant plus active que la solution était moins toxique, ce qui, en le cas étudié, ne représente que l'expression particulière d'une loi générale. L'observation de la diurèse n'était point sans intérêt, car l'intensité de l'élimination aqueuse donnait parallèlement à l'observation des symptômes généraux, une mesure de la tolérance de la solution injectée et des degrés successifs d'intoxication *aux diverses périodes de l'injection :* après avoir atteint un maximum, la diurèse devenait d'autant moins active que l'action toxique était plus avancée.

Enfin, dans presque toutes les expériences, l'*autopsie* de l'animal était pratiquée, les modifications et *lésions* macroscopiques soigneusement observées, et le *sang* du cœur et des gros vaisseaux était examiné au point de vue de la coagulation, de l'hémolyse et des précipités qu'il pourrait contenir par suite de l'insolubilisation *in vivo* du salvarsan injecté (phénomène sur lequel j'ai, dans mes recherches antérieures, attiré l'attention à plusieurs reprises).

Comme nous le verrons, les observations de ce genre sont de première importance pour l'étude et la compréhension du mécanisme de l'action toxique des solutions de salvarsan de diverse nature.

Ces observations ont d'ailleurs été complétées en vue d'établir le mécanisme de toxicité comparée par une série de *recherches différentes des simples expériences de toxicité* et qui seront relatées à la suite de ces dernières.

Les éléments variables des conditions expérimentales dans lesquelles je me suis placé pour les déterminations de toxicités sont uniquement représentés par la diversité de nature des préparations de salvarsan employées.

Ces préparations sont *acides*, *neutres* ou *alcalines* et constituent de ce fait trois groupes nettement distincts. Dans chacun de ces groupes rentrent des préparations différant elles-mêmes les unes des autres, soit suivant leur réaction plus ou moins fortement acide ou alcaline, soit suivant la technique selon laquelle elles sont réalisées, soit suivant leur degré de concentration en salvarsan, soit suivant la nature de l'excipient dans lequel celui-ci se trouve, et en particulier suivant qu'il est en milieu riche en électrolytes ou à peu près ou totalement dépourvu d'électrolytes. Ce dernier cas est celui des préparations (acides, neutres ou alcalines) effectuées, ainsi que je l'ai proposé depuis plus d'un an, en substituant au sérum artificiel chloruré sodique des sérums achlorurés, constitués par des solutions isotoniques ou hypertoniques de sucres, dont les avantages généraux sont considérables et dont les avantages spéciaux en ce qui concerne l'application du salvarsan, se montrent, nous le verrons, de première importance.

Ainsi que permettent de l'entrevoir les divisions précédentes, les préparations de salvarsan dont il y avait lieu d'étudier la toxicité sont multiples (et il n'est question ici que des préparations injectables dans les veines). Mes recherches ont porté sur un grand nombre d'entre elles, les unes solubles, les autres insolubles. Les détails techniques qui s'y rapportent et leurs principaux caractères seront, pour chaque groupe spécial, respectivement indiqués, au début des grandes subdivisions de cet ouvrage, où vont être successivement examinées les toxicités des préparations acides, neutres et alcalines.

Dans la conception et l'exécution du présent travail je me suis efforcé, ainsi que le montrent les données techniques générales qui précèdent, de donner à cette étude des toxicités immédiates expérimentales un *caractère aussi systématique et homogène que possible*. La signification des résultats sera de ce fait d'autant plus démonstrative et permettra d'établir nettement quelles sont les préparations les moins toxiques et les mieux adaptées à l'utilisation pratique ; elle pourra même contribuer, dans une certaine mesure, à élucider le mécanisme de divers accidents mortels ou non, observés chez l'homme à la suite d'applications défectueuses du médicament d'Ehrlich.

L'intérêt d'un travail de cet ordre se conçoit aisément, plus particulièrement encore à l'heure actuelle où il est fait assez grand bruit autour de cas de mort survenus plus ou moins rapidement chez des malades, après des injections de 606 et attribuées régulièrement, le plus souvent de façon fort peu justifiée, à l'action du médicament.

La nature de mes études antérieures m'autorisait et me conduisait même assez logiquement à l'entreprendre, car si, depuis la publication des premiers résultats d'Ehrlich et de ses collaborateurs, je me suis intéressé activement à la question du dioxydiamidoarsénobenzol, c'est non seulement en raison de l'importance qu'elle a au point de vue de la thérapeutique générale et de la « chimiothérapie », mais encore à cause des rapports assez étroits qu'elle présente, au point de vue technique de l'administration intraveineuse du salvarsan, avec mes recherches de ces dernières années sur les sérums artificiels chlorurés et achlorurés et sur les injections intraveineuses solubles et insolubles (1). J'ajouterai que

---

1. CHARLES FLEIG. Sur l'entretien de l'irritabilité de certains organes séparés du corps, par immersion dans un liquide nutritif artificiel. *C. R. Soc. Biol.*, LV, 25 juillet 1903, p. 1105, et *C. R. Acad. des Sciences*, CXXXVII, 20 juillet 1903, p. 217. (Collab. avec Hédon.)

Influence de la température sur la survie de certains organes séparés du corps et leur reviviscence dans un liquide nutritif artificiel. *C. R. Soc. Biol.*, LV, 24 octobre 1903, p. 1199. (Collab. avec Hédon.)

L'eau de mer constitue-t-elle un milieu nutritif capable d'entretenir le fonctionnement des organes séparés du corps ? *C. R. Soc. Biol.*, LVII, 18 février 1905, p. 306. (Collab. avec Hédon.)

Action des sérums artificiels et du sérum sanguin sur le fonctionnement des

ces dernières forment souche dans le domaine de la physiologie et que bien des points, et non des moindres touchant soit au mécanisme de l'action thérapeutique proprement dite du salvarsan, soit au mécanisme de certains de ses effets biologiques, ne peuvent être étu-

organes isolés des mammifères. *Arch. internat. de physiologie*, III, juillet 1905, 95-126. (Collab. avec Hédon.)

Les sérums artificiels à minéralisation complexe, milieux vitaux. Leurs effets après les hémorragies. *C. R. Acad. Sciences*, CXLV, 1er juillet 1907, p. 96.

Les sérums artificiels à minéralisation complexe et à sels insolubles, injectables dans les veines. *C. R. Acad. Sciences*, CXLV, 22 juillet 1907, p. 286.

Effets physiologiques des sérums artificiels à minéralisation complexe, à sels solubles ou insolubles. *Bull. Académie de Médecine*, 3ᵉ série, LVIII, 2 juillet 1907, p. 104.

Effets comparés des transfusions d'eau salée pure et de sérums artificiels à minéralisation complexe dans les hémorragies. *C.R. Soc. Biol.*, LXIII, 6 juillet 1907, p. 34.

Les injections intra-veineuses insolubles. *C. R. Soc. Biol.*, LXIII, 13 juillet 1907, p. 91.

Sérums physiologiques complexes, à sels solubles et insolubles. *XLVIᵉ Congrès des Sociétés savantes de Paris et des départements*, tenu à *Paris*, avril 1908, CXLVI.

Action comparée de l'eau salée simple et des sérums artificiels à minéralisation complexe sur le sang et sur la circulation. *C. R. Acad. Sciences*, CXLVI, 25 mai 1908, p. 1108.

Effets comparés des sérums à minéralisation complexe et de l'eau salée simple sur les phénomènes d'excrétion et de nutrition. *C. R. Acad. Sciences*, CXLVII, 30 novembre 1908, p. 1063.

Métrorragies chez une hémophilique vierge, traitées par des injections intra-veineuses de sérum artificiel à minéralisation complexe et à fer insoluble. *XXIᵉ Congrès de l'Association française de chirurgie*, tenu à *Paris*, 5-10 octobre 1908, 270-275. (Collab. avec de Rouville.)

De divers liquides organiques en tant que milieux nutritifs artificiels pour les organes isolés du corps. *C. R. Soc. Biol.*, LXIII, 26 octobre 1907, p. 362.

L'isotonie des liquides médicamenteux mis au contact des surfaces cutanées ou muqueuses lésées ou des tissus profonds. *Bulletin de la Société de thérapeutique de Paris*, 23 décembre 1908. Reproduit in *Bulletin général de thérapeutique*, CLVII, 15 janvier 1909, 55-59 et in *Montpellier médical*, XXVIII, 13 juin 1909, 557-562.

Les solutions de sucres isotoniques ou para-isotoniques employées comme sérums artificiels achlorurés. I. La diurèse liquide et l'élimination sucrée sous l'influence

diés qu'à la lumière des méthodes et de l'investigation physiologiques. On ne s'étonnera donc point que, devant le résultat thérapeutique remarquable dont fut

respective du glucose et du lactose. *C. R. Soc. Biol.*, LXIII, 20 juillet 1907, p. 190.

Les solutions de sucres isotoniques ou para-isotoniques... II. La diurèse solide sous l'influence respective du glucose et du lactose. *C. R. Soc. Biol.*, LXIII, 27 juillet 1907, p. 229.

Valeur diurétique du sérum artificiel ordinaire et des solutions de sucres isotoniques ou para-isotoniques employées comme sérums achlorurés : glucose et lactose. *C. R. Soc. Biol.*, LXIII, 19 octobre 1907, p. 351.

Sur les sérums artificiels achlorurés diurétiques réalisés par les solutions isotoniques ou para-isotoniques de sucres (glucose, lactose, saccharose, mannite). *Bulletin de la Société de thérapeutique de Paris*, XIV (4ᵉ sér.), séance du 9 juin 1909, 336-343. (Cf. Erratum relatif à cette communic. dans le n° suivant du *Bulletin*). Reproduit in *Bulletin général de thérapeutique*, CLVIII, 15 juillet 1909, 48-56, et in *Marseille médical*, XLVI, 1ᵉʳ juillet 1909, 889-897.

Diurèse par injections intra-veineuses hypertoniques de sucres, chez l'homme et chez l'animal (glucose, lactose, mannite). *Bulletin de la Société de thérapeutique de Paris*, XIV (4ᵉ sér.), séance du 9 juin 1909, 344-347. Reproduit in *Bullet. général de thérapeutique*, CLVIII, 15 juillet 1909, 56-59, et in *Marseille médical*, XLVI, 15 juillet 1909, 427-431.

Sur les injections de solutions isotoniques de chlorure de calcium ou de sérums fortement calciques, de solutions isotoniques ou hypertoniques de sucres et sur l'ingestion ou les lavements d'eau abondants, avant et après l'anesthésie chirurgicale. *Académie des Sciences et Lettres de Montpellier*, 7 juin 1909 et *Presse médicale*, 20 janvier 1910, 69-72.

Diurèse par ingestion ou lavements de grandes quantités d'eau ou de solutions salées ou sucrées hypotoniques. *Acad. des Sciences et Lettres de Montpellier*, II, 7 mars 1910, 56-63. Reproduit in *Montpellier médical*, XXX (2ᵉ sér.), 12 juin 1910, 553-560 ; *Bull. de la Soc. de thérap.*, XV (4ᵉ sér.), séance du 8 juin 1910, 273-280 ; *Bull. général de thérap.*, CLX, 15 juillet 1910, 44-51.

Sérums artificiels et médicamenteux d'application pratique. Définitions, formules et principales propriétés. *Acad. des Sciences et Lettres de Montpellier*, III, séance du 3 juillet 1911, 256-280. Reproduit in *Gazette des Hôpitaux*, LXXXV, 24 février 1912, 317-325 et *Bull. des Sc. Pharmacol.*, février 1912. Traduit en espagnol in *Therapia*, IV, 15 février 1912, 65-84.

Voir aussi : C. FLEIG. *Notes critiques de crénothérapie intratissulaire*, 131 p. in-8. Paris, Maloine, 1910

suivi le cas de syphilis que j'eus le premier l'occasion
de traiter par le « 606 hyperidéal », dans les hôpitaux de
Montpellier en septembre 1910, j'aie été amené à utiliser certains de mes résultats antérieurs pour perfec-
tionner les modes d'administration du 606, à établir
des formes de préparations, solubles ou insolubles,
aussi peu toxiques que possible en vue de l'injection
intraveineuse, et à étudier les modifications du 606
dans l'organisme en rapport avec les réactions physiologiques de ce dernier. Un certain nombre des résultats
de ces recherches ont déjà été publiés (1). Aussi le pré-

1. CHARLES FLEIG. Sur les injections intraveineuses acides solubles et
intraveineuses neutres insolubles de dioxydiaminoarsénobenzol (« 606 »),
49 p., in-8. Paris, Maloine, 1910. (Communication faite à *l'Académie des
Sciences et Lettres de Montpellier* dans la séance du 7 novembre 1910.)
Reproduit in *Montpellier médical*, XXXII (2ᵉ sér.), 23 et 30 avril, 7 et 21 mai,
4, 11 et 18 juin 1911, pp. 385-393, 421-427, 441-447, 495-499, 538-546, 564-
568 et 583-591.

Sur l'injection intraveineuse acide soluble de dichlorhydrate de dioxydiaminoarsénobenzol ou « 606 » de Bertheim-Ehrlich-Hata, en particulier
dans un cas d'irido-cyclo-choroïdite syphilitique. *Société des Sciences médicales de Montpellier*, 20 janvier 1911. Publié in *Montpellier médical*,
XXXII (2ᵉ sér.), 5 mars 1911, 229-232.

Sur les divers procédés d'injection intraveineuse de « 606 » et les modifications des solutions acides ou alcalines de « 606 » après leur injection dans le sang. *Soc. des Sciences méd. de Montpellier*, 27 janvier 1911.
Publié in *Montpellier médical*, XXXII (2ᵉ sér.), 5 mars 1911, 233-235.

La méthode des injections intraveineuses acides d'arsénobenzol à forte
dilution, au sérum artificiel ordinaire et au sérum achloruré glucosé ou
lactosé. *Acad. des Sciences et Lettres de Montpellier*, 6 novembre 1911.

Sur la nocuité comparée des solutions acides concentrées et diluées
d'arsénobenzol. — La dilution en thérapeutique intraveineuse. (Avec pré-
sentation de pièces.) *Soc. des Sciences méd. de Montpellier*, 8 décembre 1911.

sent travail a-t-il essentiellement pour but de grouper et de coordonner ceux qui se rapportent plus spécialement aux phénomènes de toxicité proprement dits, à leurs différents mécanismes, et à la question de savoir dans quelle mesure peut se manifester en pratique la toxicité du salvarsan lorsqu'il est appliqué selon une technique irréprochable.

Publié in *Montpellier médical*, XXXIII (2ᵉ sér.), 24 déc. 1911, 601-613 (cf. *Erratum* dans le n° du 4 février 1912, p. 108.) Reproduit partiellement in *Bull. de la Soc. de thérapeutique*, XVII (4ᵉ sér.), séance du 14 février 1912, 80-88 et *in extenso* in *Koninklijke Akademia van Wetenschappen te Amsterdam* (*Verslag van de Gewone Vergadering der Wis-en Natuurkundige Afdeeling*), XX (2ᵉ part.), séance du 30 déc. 1911, 813-822. Traduit en anglais dans les *Proceedings of the Section of Sciences* de la même Académie, XIV (2ᵉ part.), pp. 893-902.

PREMIÈRE PARTIE

Toxicité des solutions acides

Toxicité des solutions acides

Divers groupes de solutions acides : biacides, monoacides, hyperacides en milieu chloruré sodique ou en milieu sucré. Technique générale de préparation. Données physiques sur les diverses solutions.

On sait que les solutions acides de salvarsan sont dites **biacides** si elles sont faites en dissolvant simplement le produit dans un liquide à réaction neutre (eau distillée, sérum artificiel, etc.), et **monoacides** si elles sont faites en ajoutant au produit une molécule de soude par molécule de salvarsan.

Dans le premier cas, la solution biacide correspond au *dichlorhydrate* de dioxydiamidoarsénobenzol (salvarsan ou 606 proprement dit),

$$\begin{array}{c} HCl.AzH^2 \\ > C^6H^3 - As = As - C^6H^2 < \\ OH \end{array} \quad \begin{array}{c} AzH^2.HCl \\ OH \end{array}$$

Dans le second cas, la solution monoacide correspond au *monochlorhydrate* de dioxydiamidoarsénobenzol,

$$\begin{array}{l} HCl.AzH^2 \\ \hphantom{HCl.}OH \end{array}\!\!\Big\rangle C^6H^3\!-\!As\!=\!As\!-\!C^6H^3 \Big\langle\!\!\begin{array}{l} AzH^2 \\ OH \end{array}$$

J'ai désigné sous le terme de solutions **hyperacides** les solutions de dichlorydrate additionées d'un excès plus notable d'acide chlorhydrique (dont j'ai jugé utile d'étudier l'action pour éclaircir le mécanisme de la toxicité des solutions acides).

Chaque sorte de solution, mono —, bi — ou hyperacide peut être réalisée, soit en *milieu chloruré sodique* (NaCl à 6 °/₀₀ — 9 °/₀₀), soit en *milieu sucré*.

Les solutions en milieu chloruré sodique s'obtiennent le plus facilement et le plus rapidement en dissolvant d'abord le salvarsan dans de l'eau distillée et en ajoutant seulement après dissolution complète la quantité de chlorure de sodium convenable pour réaliser l'isotonie ou s'approcher de cette dernière; on n'obtient des solutions chlorurées sodiques absolument limpides, ainsi que je crois avoir été le premier à le signaler, que si l'on se sert de chlorure de sodium *pur* (1).

Au point de vue de la coloration des solutions, il est à remarquer que les solutions chlorurées sodiques sont toujours nettement moins jaunes et beaucoup plus pâles que les solutions dans l'eau distillée ou en milieu sucré (phénomène en relation avec le changement produit dans l'état d'ionisation des complexes HCl sous l'influence de NaCl, que j'ai antérieurement étudié) (2).

1. Ch. Fleig. Sur les injections intraveineuses, solubles et intraveineuses neutres insolubles de dioxydiamidoarsénobenzol. *Loc. cit.*, p. 14-15.

2. Ch. Fleig. *Ibidem*, p. 29-33.

Dans le cas de solution monoacide (de même que dans celui des solutions alcalines) la soude doit être ajoutée non point directement au salvarsan en poudre, mais au salvarsan déjà complètement dissous et suffisamment dilué. (Pour la solution monoacide, la quantité de soude est représentée par 1 cc. 01 de NaOH à 15 % par 0 gr. 60 de salvarsan.)

Le degré de solubilité du salvarsan, malgré l'aspect physique du produit industriel assez souvent différent pour des échantillons ne portant pas le même numéro de contrôle, s'est toujours montré identique. Seule, la *rapidité de solubilisation* a paru être influencée par les différences d'aspect physique du produit : c'est ainsi que les échantillons de couleur jaune foncé, très denses, n'occupant pour un poids déterminé de substance qu'un faible volume, se dissolvent moins rapidement que les échantillons de couleur jaune très pâle, peu denses et occupant pour un même poids un volume plus considérable.

Ces différences, qui d'ailleurs n'existent à peu près plus entre les divers échantillons industriels actuellement livrés, ne s'accompagnent d'ailleurs aucunement de différences correspondantes dans les résultats des essais physiologiques, qui, sauf une exception unique que je mentionnerai, se sont montrés toujours suffisamment concordants entre eux.

CHAPITRE PREMIER

TOXICITÉ DES SOLUTIONS BIACIDES

Données historiques et critiques relatives aux recherches des différents
auteurs.
Recherches personnelles sur la toxicité des solutions biacides en milieu
chloruré sodique. — Résultats des expériences de toxicité pour les solutions de diverses concentrations. — Symptomatologie des expériences de
toxicité. — Accidents observés chez l'homme. — Mécanisme comparatif de
la toxicité des solutions acides concentrées et diluées. — Mécanisme des
accidents observés chez l'homme. — Innocuité clinique, activité thérapeutique et intérêt de la méthode des injections intravcineuses acides à
forte dilution.
Recherches personnelles sur la toxicité des solutions biacides, en milieu
sucré. — Données physiologiques et thérapeutiques générales sur les
sérums achlorurés sucrés ; intérêt particulier des sérums sucrés pour le
cas de l'application du salvarsan. — Résultats des expériences de toxicité ; symptomatologie. — Mécanisme de la forte diminution de toxicité
du salvarsan en milieu sucré et mécanisme des symptômes d'intoxication.
— Application clinique de la méthode intraveineuse acide au sérum artificiel achloruré, glucosé ou lactosé.

Sous ce dernier titre, j'étudierai non seulement les
solutions biacides proprement dites, mais aussi les solutions additionnées d'une quantité de soude tellement
faible que l'acidité en est à peine diminuée et reste encore bien supérieure à celle des solutions monoacides :

par exemple, la solution de Fraenkel et Grouven (1) dans laquelle on n'ajoute que 1 cc. 2 environ de NaOH $\frac{N}{10}$ à 0 gr. 40 de 606, une molécule de 606 correspondant dans cette solution à $\frac{1}{7}$ seulement de molécule de soude.

Données historiques et critiques
relatives aux recherches des différents auteurs

Bien qu'un certain nombre d'auteurs s'accordent à dire que les solutions acides sont plus toxiques que les solutions alcalines, on ne trouve dans la littérature qu'un très petit nombre de chiffres concernant la toxicité immédiate expérimentale des premières.

K. Alt est le premier qui ait attiré l'attention sur la toxicité des solutions acides, qu'il a trouvées expérimentalement nocives pour le cœur (2).

Après lui, quelques auteurs rappellent encore, incidemment, leur action toxique, mais sans citer de données précises.

1. C. Fraenkel u. C. Grouven. Erfahrungen mit dem Ehrlichschen Mittel « 606 ». *Münchener medizinische Wochenschrift*, LVII Jahrg , 23 août 1910, 1771-1774.

2. Konrad Alt. Das neueste Ehrlich-Hatapräparat gegen Syphilis. *Münchener medizinische Wochenschrift*, LVII Jahrg., 15 mars 1910, 561-564.
Zur Technik der Behandlung mit dem Ehrlich-Hataschen Syphilismittel. *Ibid.*, 23 août 1910, 1774-1776. — Dans ce dernier travail, Alt écrit textuellement :

« Længst bevor wir im Januar an die Behandlung frischer Syphilis herangingen, « waren von meinen treuen Uchtspringer Mitarbeitern sorgfœltige und umfangrei-

W. Schwartz et P. Flemming (1) signalent la mort d'un lapin « de taille moyenne » (ils n'indiquent pas le poids) immédiatement consécutive à l'injection intraveineuse de 0 gr. 10 de « Hata » dans 10 centimètres cubes d'eau et celle d'un chien de 9 kgr. 500 après injection dans le sang de 0 gr. 45 de « Hata » dans 20 centimètres cubes d'eau. Convulsions toniques et cloniques, dilatation pupillaire, arrêt respiratoire, stase veineuse généralisée, tels sont les principaux phénomènes notés par eux, et qu'ils interprètent comme étant le résultat d'une « intoxication acide ».

Si l'on suppose leur lapin d'un poids de 3 kilogram-

« che, bedæchtige Versuche *bei Tier und Menschen* darüber angestellt, welche « Lœsung und Einverleibung die wirksamste und zugleich unschædlichste sei. Zusatz « von Methylalkohol, Verwendung von Phenolphtalein als Indikator, Lœsen in über « schüssiger Lauge und Rücktitrierung mit Sæure, *saure Lœsung*, Aufschlem- « mung, etc. All das war von uns lœngst versucht und *aufgegeben*, ohne dass irgend- « jemand ausser Herrn Ehrlich und seinen næchsten Mitarbeitern etwas von unse- « ren geräuschlosen, bedæchtigen Arbeiten mit dem neuen Præparat erfuhr. Es ist « langweilig, alle Umwege und Irrwege, die man gegangen, hinterher zu erzæhlen, « es sei nur zu erwæhnen gestattet, dass von Einverleibung *saurer Lœsung* alsbald « Abstand genommen war, weil sie anscheinend NICHT UNGIFTIG (*id.*) war und schon « in geringer Dosis die *Herztætigkeit ungünstig beinflusste*, dass bei *nicht vœlli-* « ger *alkalischer* Lœsung, wie die geringere Arsenaufscheidung zeigt, zu *wenig* « Substanz in den *Blutkreislauf* gelangte.

« Kurzum, wir waren zu der Ueberzeugung gelangt, dass eine lediglich durch « vorsichtiges Zusetzen von Normalnatronlauge erzielte, alkalische Lœsung das « beste sei. Deshalb habe ich nur diese empfohlen » (p. 1775).

(Dans cette citation, certains des mots en italique sont soulignés par l'auteur, d'autres par moi.)

1. W. SCHWARTZ u. P. FLEMMING. Beitrag zu den Untersuchungen über das Verhalten des Ehrlich-Hata-Präparates im Kaninchenkörper. *Münchener medizinische Wochenschrift*, LVII Jahrg., 11 oct. 1910, 2140-2141.

mes, la toxicité immédiate dans leur expérience a été de 0 gr. 033 par kilogramme d'animal ; dans leur expérience sur le chien, le calcul montre qu'elle a été de 0 gr. 047.

A propos du mécanisme de la toxicité des solutions acides, je reviendrai plus loin sur leur conclusion. Je me contente de faire remarquer pour le moment que leurs déterminations de toxicité, basées sur un nombre d'expériences vraiment trop exigu, se rapportent à des solutions très concentrées, beaucoup plus concentrées que celles que j'ai conseillé d'employer chez l'homme. J'ai préconisé les solutions à forte dilution, par exemple à 0 gr. 60 de salvarsan pour 400 cc. ou 500 cc. de liquide ; or, les solutions qu'ils ont employées sont respectivement à 0 gr. 10 pour 10 cc. soit **0 gr. 60 pour 60 cc.** et à 0 gr. 45 pour 20 cc., soit **0 gr. 60 pour 26 cc. 6.**

Je cite, dans l'ordre chronologique, une expérience de Jean et Lucien Camus dans laquelle les auteurs ont injecté dans la saphène chez un chien en cinq injections successives, une dose de « 606 » (échantillon du laboratoire d'Ehrlich) correspondant à 0 gr. 053 par kilogramme en utilisant une solution à 1 gr. pour 300 cc., soit à **0 gr. 60 pour 180 cc.** : l'animal est mort au bout de trois heures. Les principaux phénomènes notés ont été l'irrégularité cardiaque, le ralentissement du pouls, une chute de pression très marquée, des convulsions, de l'œdème pulmonaire et des suffusions hémorragiques. Les auteurs font de plus remarquer ainsi que je l'avais signalé, qu'aux doses thérapeutiques (0 gr. 01 par kilogramme) la pression artérielle ne présente pas de modification nette (1).

H. E. Hering (2) a étudié la toxicité immédiate du « 606 » (échantillons du laboratoire d'Ehrlich) injecté dans la jugulaire chez *cinq chiens* et *cinq lapins* en solution acide à 0 gr. 50 pour 100 cc. de NaCl à 9 °/₀₀, c'est-à-dire (pour rapporter toujours le degré de dilution à une même dose de 0 gr. 60) en solution à 0 gr. 60 pour 120 cc. Dans chaque expérience la pression carotidienne et la respiration (canule trachéale) étaient enregistrées. Les chiens étaient morphinés. L'injection durait de cinq à dix minutes, la mort survenant habituellement une demi à deux minutes après la fin de l'injection et le critère pour la cessation de l'injection étant donné par le degré d'abaissement de la pression. Les résultats de l'auteur sont consignés dans le tableau suivant.

1. JEAN et LUCIEN CAMUS. Recherches expérimentales sur le « 606 ». *Paris médical*, I, 17 décembre 1910, 66-71.

2. H.-E. HERING. Experimentelle Erfahrungen über die letale Dosis der sauren Lösung von Salvarsan. *Wissenschaftliche Gesellschaft deutscher Aerzte in Böhmen*, 25 nov. 1910. Anal. in *Deutsche med. Wochenschrift*, XXXVII Jahrg., 13 avril 1911, p. 720.

Experimentelle Erfahrungen über die letale Dosis der sauren Lösung von Ehrlich-Hata « 606 ». *Münchener medizinische Wochenschrift*, LVII Jahrg., 13 déc. 1910, 2621-2622.

Animaux d'expérience	Doses mortelles par kilogr. d'animal	Doses mortelles proportionnellement calculées pour un homme de 70 kilogr.	Valeur moyenne de ces dernières	Valeur moyenne globale
Lapin........	0,004 — 0,005	0,280 — 0,350	0,315	0,682
Chien........	0,010 — 0,020	0,700 — 1,400	1,050	

En somme, dans les conditions expérimentales mentionnées, la toxicité s'est montrée, chez le lapin, de 0 gr. 004 — 0 gr. 005, et chez le chien, de 0 gr. 010 — 0 gr. 020.

Il est à peine besoin de faire remarquer que, vu le nombre relativement restreint des expériences de Hering et vu les différences extrêmement marquées entre les chiffres obtenus chez le lapin et les chiffres obtenus chez le chien, les valeurs globales auxquelles arrive l'auteur pour la dose immédiatement mortelle chez l'homme ne peuvent avoir une signification très précise.

Hering a en outre déterminé, chez un lapin et chez un chien, la toxicité immédiate de la solution précédente additionnée d'une petite quantité de soude, correspondant à peu près à la proportion qui se trouve dans la solution citée plus haut de Fraenkel et Grouven, soit 1 cc. 2 de NaOH $\frac{N}{10}$ pour 0 gr. 30 de 606. La dose toxique a été alors de 0 gr. 0036 pour le lapin et de 0 gr. 013 pour le chien.

L'auteur conclut que les solutions acides sont beaucoup plus toxiques que les solutions alcalines vraies ;

sans donner une explication du mécanisme toxique, il admet, contrairement à Schwartz et Flemming, qu'il ne s'agit pas d'une intoxication acide et déconseille vivement l'injection intraveineuse acide chez l'homme (1). Je ne fais que citer pour le moment ces conclusions, devant y revenir plus loin pour les discuter.

J. Auer (2), dans un premier mémoire, a montré l'innocuité des solutions acides suffisamment diluées de 606, confirmant ainsi mes premières recherches, et inversement la toxicité élevée des solutions acides concentrées. Dans ses expériences, la solution acide à 0 gr. 10 pour 100 cc. (*in* NaCl à 9°/$_{00}$) c'est-à-dire à **0 gr. 60 pour 600 cc.** est supportée sans inconvénient par le lapin à la dose de 0 gr. 022 par kilogramme, alors que la dose mortelle pour les solutions acides concentrées n'est que de 0 gr. 004 à 0 gr. 012.

Dans un second mémoire, Auer a étudié la toxicité et surtout les modifications cardio-vasculaires respectivement pour les solutions acides et alcalines chez des

1. «... Von der alkalischen kann man viel grœssere Dosen infundieren, so z. B. « beim Kaninchen die 20 fache, beim Hund die 10 fache Menge der letalen Dosis der « sauren Lœsung, ohne dass die Tiere wœhrend des Versuches zur Grunde gehen. » (*Loc. cit.*, p. 2621.)

« Abgesehen davon, dass es sich also nicht um eine Sœurevergiftung wie in den « Versuchen von Walter handelt, bedarf es noch weiterer Untersuchungen, warum « die saure Lœsung von « 606 » so viel giftiger wirkt als die alkalische, worauf in « dieser Mitteilung nicht weiter eingegangen werden soll. » (p. 2622.)

2. J. AUER. Experiments with the intravenous injection of salvarsan in acid solution. *The Archives of internal Medicine*, 169-176, VIII, 15 août 1911.

The effect of salvarsan upon the heart in dogs. *The Journal of experimental Medicine*, XIV, sept. 1911, 248-255.

chiens éthérisés et curarisés, chez lesquels il enregistrait la pression carotidienne et le volume des ventricules du cœur au moyen d'un oncographe. Les injections étaient faites dans la jugulaire. Les solutions de 606 étaient à 0 gr. 50 pour 100 cc. de NaCl à 9 °/₀₀, soit à **0 gr. 60 pour 120 cc.**, choisies à dessein à cette concentration assez élevée en vue d'obtenir à coup sûr des effets toxiques (1).

L'injection de 0 gr. 020 à 0 gr. 040 de 606 par kilogramme d'animal en solution acide, amenait une chute rapide de pression, avec augmentation de volume de plus en plus marqué du cœur, affaiblissement progressif des contractions cardiaques et finalement l'arrêt cardiaque ; en solution alcaline, les mêmes doses ne produisaient pas de modification cardiaque ou vasculaire notable, mais le cœur, dans certaines expériences, se mettait en trémulation fibrillaire au moindre contact pour s'arrêter ensuite définitivement. L'auteur se croit autorisé à conclure de ses expériences que le 606, soit en solution acide, soit en solution alcaline, peut avoir un effet nocif sur le cœur, et que *la solution acide* à 0,50 °/₀ « est *beaucoup plus toxique* » que la solution alcaline correspondante (1).

1. « *Acid solution.* — This solution was employed in 0,5 per cent. solution only « because with this strength toxic symptoms could be easily obtained. With a « weaker solution, slight or no toxic effects were noticed, which is in accord with « observations made in rabbits, where it was found that the toxicity of acid solu- « tions of salvarsan varied directly with the concentration * (* Auer. *Arch. Int. Méd.*, « 1911, VIII, 169) » (*Loc. cit.*, p. 251).

1. « ... listh alkaline and acid solutions in 0,5 per cent. strength may affect the « heart. With the alkaline solution, this action is not so obvious as with the acid « solution, nor is it as constant. » (*Loc. cit*, p. 252.)

Cette conclusion cependant n'est nullement justifiée par les expériences même de l'auteur, car celui-ci comparant la toxicité des échantillons de 606 fournis par le laboratoire d'Ehrlich sous l'étiquette « 606, 1/250 » et des échantillons fournis industriellement sous l'étiquette « salvarsan 130 », nous indique que ses premières injections acides, celles qui l'ont conduit aux conclusions précédemment exposées, ont été faites avec la préparation marquée « 606 », tandis que ses dernières ont été faites avec le « salvarsan ». Or, avec la première, 8 chiens sur 10 sont morts peu de temps après l'injection intra-veineuse de 0 gr. 014 à 0 gr. 033 de 606 par kilogramme et deux autres sont morts l'un pendant, l'autre vingt-cinq minutes après l'injection de 0 gr. 020 par kilogramme; au contraire, avec la seconde, 4 nouveaux chiens ont parfaitement supporté l'injection de 0 gr. 030 à 0 gr. 040 par kilogramme. (Ces derniers, trois à quatre heures après l'injection, paraissaient en excellent état et la pression artérielle était chez eux de 14 à 19 cm. Hg.) Les doses ainsi tolérées de 0 gr. 030 à 0 gr. 040 de salvarsan en solution acide à 0 gr. 60 pour 120 ne se montrent donc, d'après les expériences mêmes de l'auteur, aucunement inférieures aux doses de 0 gr. 020 à 0 gr. 040 injectées dans ses 8 expériences avec les solutions alcalines et dont les résultats ont été mentionnés ci-dessus.

« These two series of experiments, therefore, show quite well that salvarsan, « either in alkaline or acid solution, may exert a harmful effect upon the heart. » (*Loc. cit.*, p. 253.)

« The 0,5 per cent. acid solution is much more toxic than the 0,5 per cent. alka- « line solution. » (*Loc. cit.*, p. 253.)

En conclusion, l'opinion de Auer sur la toxicité respective (toxicité générale et nocuité cardiaque) des solutions acides et alcalines de salvarsan ne repose point sur une base expérimentale suffisamment établie. De plus ses expériences ne permettent pas de déduction clinique en ce qui concerne les solutions acides, car ces dernières ont été employées par lui à une concentration bien supérieure à celle des solutions, qu'il y a lieu, ainsi que nous le verrons, de conseiller en pratique.

A propos de la toxicité comparée du « 606 hyperidéal » préparé initialement par Ehrlich et du salvarsan industriel, les résultats de Auer confirment ceux de Hoke et Rihl, qui ont établi que le premier était 20 fois plus toxique que le second et que ces différences de toxicité se marquaient surtout pour les solutions acides (1). Le fait me permet d'appuyer davantage encore les critiques que je viens de formuler à l'égard des conclusions de Auer sur la toxicité relative des solutions acides et alcalines.

Au sujet de la toxicité des solutions acides, je dois encore citer le travail de Miessner (2) qui arrive cesjours-

1. Hoke u. Rihl. Experimentelle Untersuchungen über die Beeinflussung der Kreislauforgane und der Atmung durch Salvarsan. *XXVIII deutscher Kongress für innere Medizin, Wiesbaden.* 19-22 avril 1911, Anal. in *Deutsche med. Wochenschrift*, XXXVII Jahrg., 4 mai 1911, 859-860.

2. H. Miessner. Die Ursache für die giftige Wirkung saurer Salvarsanlösungen. *Deutsche medizinische Wochenschrift*, XXXVII Jahrg., 16 mars 1911, 491-493.

Die Ursache für die giftige Wirkung saurer Salvarsanlösungen und Heilversuche mit Arsenophenylglyzin und Salvarsan (Ehrlich-Hata 606) bei Maul-und Klauenseuche. *Archiv für wissenschaftliche und praktische Tierheilkunde*, XXXVII, 19 août 1911, 602-614.

ci seulement à ma connaissance. Miessner a injecté, dans la jugulaire, à quatre bœufs atteints de fièvre aphteuse, 0 gr. 007 par kilogramme d'une solution acide de salvarsan à 1 gramme pour 20 cc., soit à 0 gr. 60 pour 12 cc., solution très concentrée. Les quatre animaux, fortement dyspnéiques depuis l'injection même, sont morts, l'un dix heures après l'injection (œdème pulmonaire), les autres au bout de deux jours.

Ehrlich ayant pensé qu'il pourrait s'agir dans ces cas d'une hypersensibilité des animaux malades (1), Miessner injecta à deux séries de bœufs, *sains* et *malades*, la même solution acide à la dose de 0 gr. 005 par kilogramme : tous les animaux présentèrent les violents phénomènes dyspnéiques des précédents et l'un deux mourut quatre jours après l'injection.

D'autres bœufs, injectés avec des doses même beaucoup plus fortes de solution alcaline à une dilution identique ne présentèrent rien de semblable.

L'autopsie du bœuf mort quatre jours après l'injection acide montra des lésions pulmonaires d'origine embolique dues à la précipitation dans le sang du salvarsan injecté, et, à la suite de recherches complémentaires sur lesquelles j'aurai l'occasion de revenir plus loin, l'auteur interprète l'effet toxique des solutions acides de salvarsan comme étant le résultat de leur précipitation

---

1. « Herr Geheimrat Ehrlich, dem ich von diesem Ergebnis Mitteilung machte, sprach die Vermutung aus, dass es sich um eine Ueberempfindlichkeit bei maul-und klauenseuchekranken Tieren handeln könnte. » (MIESSNER. *D. med. Woch.*, etc., p. 492.)

dans le sang et conclut en conseillant l'emploi des seules solutions (à 1 gr. pour 20 cc.) suffisamment alcalinisées.

Des recherches des divers auteurs qui viennent d'être relatées ressortent en somme, au point de vue du simple degré de toxicité, les faits suivants :

1° *Il semble, surtout d'après les résultats de Miessner, que les solutions biacides de salvarsan soient nettement plus toxiques que les solutions alcalines, au moins en ce qui concerne les solutions très concentrées.*

2° *Les solutions biacides, additionnées d'une très petite quantité de soude seulement (au taux de la solution de Fraenkel et Grouven) ne paraissent en aucune façon moins toxiques que les solutions biacides (expériences de Hering).*

3° *Les solutions biacides paraissent moins toxiques chez le chien que chez le lapin.*

4° *Leur degré de toxicité paraît être en rapport avec leur concentration.*

On remarquera que je n'ai donné aux quatre propositions qui précèdent aucun caractère de certitude : c'est qu'en effet les recherches auxquelles elles se rapportent sont trop disparates, trop peu comparables entre elles, la plupart du temps trop incomplètes et trop peu systématiques, pour qu'on soit autorisé à les résumer en quelques formules synthétiques présentant un caractère de rigoureuse exactitude. Ces restrictions sont d'autant mieux justifiées ici que les divers auteurs cités n'ont pas toujours effectué leurs expériences sur un produit identique et que nous avons vu la toxicité du 606 varier dans de larges limites suivant l'origine de la préparation.

J'ai eu soin de spécifier au début de ce travail les conditions de « comparabilité » rigoureuse selon lesquelles avaient au contraire été instituées mes diverses séries d'expériences.

Il est à remarquer enfin que *sauf dans quelques expériences de Auer, les solutions acides dont les auteurs ont étudié la toxicité sont exclusivement des solutions assez concentrées, le plus souvent même très concentrées, à des taux variant par exemple de 0 gr. 60 pour 12 cc. (Miessner) à 0 gr. 60 pour 120 cc. (Hering, Auer), beaucoup moins diluées par conséquent que les solutions acides dont j'ai préconisé l'utilisation intraveineuse chez l'homme, et qui, ainsi que je l'ai nettement démontré (1) et le prouverai à nouveau plus amplement dans le présent travail, sont infiniment moins toxiques que les précédentes.*

Recherches personnelles sur la toxicité des solutions biacides en milieu chloruré sodique

J'ai étudié la toxicité immédiate des solutions biacides soit en milieu chloruré sodique ou aqueux simple, soit en milieu sucré.

---

1. Ch. FLEIG. Sur la nocuité comparée des solutions acides concentrées et diluées d'arsénobenzol. — La dilution en thérapeutique intraveineuse. *Loc. cit.*

Solutions employées.

Dans la première série de recherches, j'ai examiné la toxicité des solutions suivantes.

1° Solution à 0 gr. 60 pour 400 cc. dans le chlorure de sodium à 9 °/₀₀.

2° Solution à 0 gr. 60 pour 400 cc. dans le chlorure de sodium à 6 °/₀₀.

3° Solution à 0 gr. 60 pour 300 cc. dans le chlorure de sodium à 6 °/₀₀.

4° Solution à 0 gr. 60 pour 200 cc. dans le chlorure de sodium à 9 °/₀₀.

5° Solution à 0 gr. 60 pour 200 cc. dans le chlorure de sodium à 6 °/₀₀.

6° Solution à 1 gramme pour 30 cc. (soit 0 gr. 60 pour 18 cc.) dans le chlorure de sodium à 7 °/₀₀. La concentration de 1 pour 30 représente le taux des premières injections intra-veineuses acides à *faible dilution* pratiquées chez l'homme par Duhot en août 1910 (1).

7° Solution à 1 gramme pour 30 cc. (soit 0 gr. 60 pour 18 cc.) dans le chlorure de sodium à 7 °/₀₀ avec 1 centimètre cube *d'al-cool méthylique* comme solvant préalable. Cette solution est la solution même employée par Duhot dans ses injections intra-veineuses initiales chez l'homme (....).

8° Solution de G. Fraenkel et C. Grouven : 0 gr. 40 de sal-varsan $+$ 1 cc. 2 de NaOH $\frac{N}{10}$ $+$ eau distillée quantité suffi-

sante pour 15 centimètres cubes (soit 0 gr. 40 pour 22 cc. 5), avec
ou sans addition de 1 centimètre cube d'alcool méthylique comme
solvant préalable. Cette solution est celle qui, injectée trois fois
par les auteurs dans les veines chez l'homme, amènera dans un cas
la mort trois heures et demie après l'injection. (Le texte des auteurs, rédigé de façon insuffisamment précise, ne permet pas de sa_
voir si, dans le cas en question, la solution injectée contenait de
l'alcool méthylique. Aussi ai-je comparativement étudié la toxicité expérimentale de la solution préparée avec et sans alcool
méthylique.)

Données physico-chimiques sur les solutions employées

Toutes les solutions qui viennent d'être énumérées
sont parfaitement limpides.

Les acidités en HCl, calculées en prenant comme formule
du dichlorhydrate de dioxydiamidoarsénobenzol la formule
$[C^{12}H^{12}Az^2O^2As^2, 2HCl+2H^2O]$ (poids moléculaire $=$ 475), sont
les suivantes :

$$
\begin{array}{lll}
\text{Solution à 0 gr. 60 pour 400 cc.} & . \quad . & \text{0 gr. 23 HCl } ^o/_{oo} \\
\text{Solution à 0 gr. 60 pour 200 cc.} & . \quad . & \text{0 gr. 46} \qquad — \\
\text{Solution à 1 gr. pour 30 cc. (0 gr. 60} & & \\
\quad \text{pour 18 cc.).} \; . \; . \; . \; . \; . \; . \; . & . & \text{5 gr. 10} \qquad — \\
\text{Solution de Fraenkel et Grouven} & . \; . & \text{3 gr. 91} \qquad — \\
\end{array}
$$

Les — OH phénoliques du salvarsan ayant, comme nous le
verrons, une importance de premier ordre au point de vue du
mécanisme de la toxicité, je joins aussi les concentrations en
— OH phénoliques des diverses solutions :

Solution à 0 gr. 60 pour 400 cc. .   0 gr. 10 — OH °/$_{oo}$
Solution à 0 gr. 60 pour 200 cc. .   0 gr. 20   —
Solution à 1 gr. pour 30 cc. . . .. 2 gr. 233   —
Solution de Fraenkel et Grouven. 1 gr. 733   —

Résultats des expériences de toxicité immédiate

Le tableau suivant groupe les résultats que j'ai obtenus dans les diverses expériences de toxicité et leurs moyennes pour chaque solution étudiée.

TABLEAU I

Toxicité immédiate des solutions biacides

(dichlorhydrate originel)

en milieu chloruré sodique ou aqueux simple,

chez le lapin (Injection intraveineuse)

	Doses toxiques par kilogr. d'animal dans chaque expérience	Doses toxiques moyennes pour chaque espèce de préparation
Sol. à 0 gr. 60 pour 400 cc. *in* NaCl à 9 °/₀₀.	0,201 0,247 0,146 0,182 0,172 0,199 0,184	0,190
Sol. à 0 gr. 60 pour 400 cc. *in* NaCl à 6 °/₀₀.	0,193 0,187 0,228 0,199 0,210	0,203
Sol. à 0 gr. 60 pour 300 cc. *in* NaCl à 6 °/₀₀.	0,173 0,145 0,177 0,160 0,153 0,169	0,166
Sol. à 0 gr. 60 pour 200 cc. *in* NaCl à 9 °/₀₀.	0,172 0,167 0,187 0;110 0,099 0,100 0,109 0,132 0,118 0,173	0,136
Sol. à 0 gr. 60 pour 200 cc. *in* NaCl à 6 °/₀₀.	0,138 0,171 0,108 0,145	0,140

TABLEAU I (*suite*)

	Doses toxiques par kilogr. d'animal dans chaque expérience	Doses toxiques moyennes pour chaque espèce de préparation
Sol. à 1 gr. pour 30 cc. *in* NaCl à 7 °/oo. (soit 0 gr. 60 pour 18 cc.)	0,0091 0,0087 0,0097 0,0080 0,0100 0,0076 0,0084 0,0102 0,0098	0,0090
Sol. à 1 gr. pour 30 cc. *in* NaCl à 7 °/oo, avec 1 cc. d'alcool *méthylique* comme solvant préalable (sol. initiale de *Duhot*)	0,0064 0,0083 0,0068 0,0092 0,0088 0,0095 0,0077	0,0081
Sol. de Fraenkel et Grouven (0 gr. 40 de 606 + 1 cc. 2 NaOH $\frac{N}{10}$ + eau dist. q. s. p. 15 cc.) (soit 0 gr. 60 pour 22 cc. 5) — Sans alcool méthylique	0,0087 0,0090 0,0108 0,0099 0,0079 0,0098	0,0093
Avec 1 cc. d'alcool méthylique comme solvant préalable	0,0090 0,0065 0,0086 0,0079 0,0135 0,0129	0,0097

Ce tableau montre d'une façon extrèmement nette que *plus les solutions sont concentrées plus elles sont toxiques* : les toxicités moyennes des solutions à 0,60 pour 400 dans le chlorure de sodium à 9 et 6 °/oo sont respectivement de 0 gr. 190 et de 0 gr. 203 de salvarsan par kilogramme ; celles de la solution à 0,60 pour 200 est de 0 gr. 166; celles des solutions à 0,60 pour 200 dans le chlorure de sodium à 9 et à 6 °/₀₀ sont respectivement de 0 gr. 136 et 0 gr. 140; enfin celles des solutions plus concentrées, à 0 gr. 60 pour 18 cc. 22 cc. 5 sont comprises environ entre 0 gr. 008 et 0 gr. 009.

On remarquera, d'après ces chiffres, que la *toxicité ne varie pas de façon tout à fait parallèle au degré de concentration*. Par exemple entre les limites des *solutions extrêmes* (la première et les deux dernières) les concentrations varient environ dans le rapport de 1 à 20 et les toxicités dans le rapport de 1 à 22-25, c'est-à-dire que, entre ces solutions extrêmes, la toxicité s'est accrue *plus vite* que la concentration; de même, entre les limites des solutions concentrées (entre 0,60 pour 200 à 0,60 pour 20), les concentrations varient dans le rapport de 1 à 10 et les toxicités dans le rapport de 1 à 15, c'est-à-dire que entre ces solutions la toxicité s'est accrue *beaucoup plus vite* que la concentration. Inversement, entre les limites des solutions déjà suffisamment diluées (entre 0,60 pour 300 et 0,60 pour 200), les concentrations varient dans le rapport de 1 à 1,50, et les toxicités seulement dans le rapport de 1 à 1,18, c'est-à-dire que entre ces solutions la toxicité s'est accrue nettement *moins vite* que la concentration; de même enfin, entre les limites des solutions les plus diluées (entre 0,60 pour 400 et 0,60 pour 300), les concentrations varient dans le rapport de 1 à 1,33 et les toxicités seulement dans le rapport de 1 à 1,25, c'est-à-dire que entre ces solutions la toxicité s'est accrue moins vite que la concentration. *En d'autres termes, la toxicité augmente avec le degré de concentration des solutions, mais tandis que pour des solutions suffisamment diluées elle croît moins rapidement que le degré de concentration, au contraire pour des solutions concentrées elle croît plus rapidement que ce dernier.*

Le tableau précédent montre encore qu'il n'y a pas de différence nette entre la toxicité des solutions faites dans le *chlorure de sodium à* 9 °/₀₀ et celle des solutions faites dans le *chlorure de sodium à* 6 °/₀₀.

Bien que, en effet, soit dans le cas des solutions à 0,60 pour 400, soit dans le cas des solutions à 0,60 pour 200, la toxicité moyenne des solutions chlorurées sodiques à 6 °/₀₀ paraisse, d'après les chiffres obtenus (respectivement 0,203 et 0,140), légèrement inférieure à celle des solutions chlorurées sodiques à 9 °/₀₀ (resp. 0,190 et 0,136), les différences numériques correspondantes sont vraiment trop peu accusées pour qu'on puisse en tenir compte. Malgré l'intervention *a priori* possible de l'ion sodium dans les phénomènes de toxicité (certains auteurs, en particulier Heubner (1), lui ayant attribué une action hyperthermisante spécifique), cette conclusion se justifie d'autant mieux dans le cas actuel si l'on compare entre eux non plus les chiffres de toxicité *moyenne*, mais bien les chiffres des toxicités *individuelles* obtenus dans chaque expérience isolée (Cf. tableau précédent).

1. W. Heubner. Ueber Fieber nach intravenœsen Injektionen. *Münchener medizinische Wochenschrift*, LVIII Jahrg., 14 nov. 1911, p. 2433.

Enfin, il est intéressant de remarquer que, pour les solutions très concentrées de Duhot et de Fraenkel et Grouven, la toxicité ne présente pas de différence nette suivant que ces solutions sont faites avec ou sans *alcool méthylique* : la toxicité due à leur degré de concentration est tellement élevée qu'elle se manifeste bien avant qu'ait pu apparaître celle de l'alcool méthylique lui-même.

Comparaison des chiffres obtenus avec ceux des auteurs. — Pour des raisons que j'ai suffisamment exposées plus haut, il est à peu près impossible d'établir un parallèle quelconque entre les chiffres de toxicité que j'ai obtenus et ceux que j'ai cités comme ayant été donnés par les divers auteurs. Je ferai seulement remarquer qu'en ce qui concerne le degré de toxicité immédiate des solutions biacides, j'ai nettement établi à la fois par mes travaux antérieurs et par les résultats qui viennent d'être exposés, les relations étroites qui existent entre la concentration et la toxicité des solutions, fait qui n'avait été l'objet de la part des auteurs que de données fort incomplètes et peu précises.

Toxicité des différents échantillons de salvarsan. — Avec les échantillons de salvarsan correspondant à des numéros de contrôle les plus divers j'ai obtenu des résultats aussi concordants que possible, non seulement dans les expériences ci-dessus relatées, mais aussi dans toutes celles qui seront rapportées au cours de ce travail.

Seules, les ampoules de salvarsan portant le « Numéro de contrôle 109 » m'ont conduit, pour la solution à 0,60 pour 200, à des chiffres de toxicité nettement plus élevés. Ils sont très impartialement rapportés dans le tableau suivant (tableau II). Comme on le voit, l'hypertoxicité s'est manifestée seulement pour les solutions à 0,60 pour 200. Pour la dilution à 0,60 pour 400 la toxicité est restée très voisine de la moyenne obtenue pour la solution correspondante dans le tableau précédent.

TABLEAU II

Toxicités immédiates des solutions acides de salvarsan.
N° de contrôle 109.

	Doses toxiques par kilogr. d'animal dans chaque expérience	Doses toxiques moyennes
Sol. à 0 gr. 60 pour 200 cc. *in* NaCl à 9 °/₀₀.	0,032 0,050 0,040 0,038 0,062 0,090 0,048 0,057 0,082	0,055
Sol. à 0 gr. 60 pour 400 cc. *in* NaCl à 9 °/₀₀.	0,181 0,192 0,240 0,148 0,189 0,175 0,187	0,187

Le salvarsan n° 109 présentait, au point de vue physique, quelques caractères qui le différenciaient du salvarsan habituellement livré : il était très dense, n'occupant qu'un très faible volume dans l'ampoule où il était livré, et présentait une couleur jaune beaucoup plus foncée que tous les autres échantillons que j'ai eu l'occasion d'examiner. D'après les renseignements qu'a bien voulu me fournir le Directeur de la Compagnie parisienne des couleurs d'aniline, l'opération 109 avait « donné un produit beaucoup plus dense que les opérations habituelles, parce que le salvarsan avait été précipité dans moins d'excipient ». Comme sa forme physique n'était pas celle des opérations normales, il avait été examiné deux fois par Ehrlich au point de vue de sa toxicité chez la souris et chaque fois avait été reconnu comme « hyperidéal », selon l'expression sous laquelle le Maître allemand désigne les échantillons impeccables. Mes résultats en ce qui le concerne ne sont cependant nullement en contradiction avec ceux d'Ehrlich, car ils ont été obtenus chez le lapin avec des solutions acides. Je m'empresse d'ailleurs d'ajouter que l'hypertoxicité expérimentale manifeste seulement pour la solution à 0,60 pour 200 et non pour la solution à 0,60 pour 400, ne s'est nullement retrouvée chez l'homme, car chez un syphilitique tertiaire de 81 kilogrammes j'ai pu injecter dans les veines *sans le moindre accident, ni immédiat, ni ultérieur*, la dose de 0 gr. 60 du même salvarsan n° 109, en solution dans 400 cc. de lactose à 200 °/₀₀.

Toxicité après conservation plus ou moins longue. — Les résultats expérimentaux obtenus avec cette préparation n° 109 de salvarsan m'ont amené, dans l'idée qu'ils étaient peut-être explicables par le fait d'une fabrication trop peu récente, à étudier la toxicité du *salvarsan conservé depuis assez longue date* dans les ampoules d'origine. J'ai pu ainsi constater que la toxicité, pour les solutions acides à 0,60 pour 400 et à 0,60 pour

200 ne montrait absolument aucun changement notable.

Je dois même ajouter qu'*on a beaucoup trop exagéré l'altérabilité de la poudre à l'air*. Pourvu que le salvarsan soit conservé dans une atmosphère sèche, il se conserve assez longtemps sans s'altérer et sans que sa toxicité se modifie. Par exemple, du salvarsan contenu dans des ampoules qui, après avoir été ouvertes, et bouchées simplement par un petit tampon d'ouate, ont été conservées pendant trente-deux jours sous cloche à acide sulfurique, a donné en injection intraveineuse, chez cinq lapins, des chiffres de toxicité immédiate tout à fait comparables aux chiffres habituels (solution acide à 0,60 pour 400).

Il en est de même des solutions acides à 0,60 pour 400 injectées seulement plusieurs jours après leur préparation.

Tolérance de l'organisme aux doses élevées de solutions biacides de salvarsan. — Bien que le présent travail se rapporte surtout à la détermination des toxicités immédiates, je ne puis m'empêcher, vu les chiffres si bas qu'ont fournis de celles-ci certains auteurs (0,004-0,005 par kilo. (Hering, *loc. cit.*), de rapporter quelques données numériques relatives à la quantité élevée de solutions acides, diluées que plusieurs lapins ont supportées en injection intraveineuse. Il s'agit de solutions à 0,60 pour 400, bien plus diluées par conséquent que celles qui ont servi aux auteurs pour leurs déterminations de toxicités. Je me garde bien de vouloir donner les chiffres en question comme des valeurs moyennes, mes expériences étant trop peu nombreuses ; mais étant donnée l'absence absolue de manifestations toxiques apparentes chez les animaux injectés, je crois que la relation de quelques-uns de ces chiffres pourra néanmoins ne pas être sans intérêt, contribuant à étayer ce fait que les solutions acides convenablement diluées sont beaucoup moins toxiques que ne le pensent la plupart des auteurs, trop peu convaincus des différences énormes de toxicité des solutions acides concentrées et des mêmes diluées.

Un lapin de 1 kgr. 800 reçoit, selon la technique habituelle, en injection intraveineuse, 113 cc. d'une solution acide de salvarsan à 0 gr. 60 pour 400 cc. dans du chlorure de sodium à 9 %₀, soit une dose de **0 gr. 093** par kilogramme. Une fois détaché, l'animal présente un aspect absolument normal et montre beaucoup de vivacité. Dix jours plus tard, il pèse 2 kgr. 115 ; vingt-cinq jours après l'injection, 2 kgr. 300 ; deux mois après, 3 kgr. 015. La forte dose injectée a donc été parfaitement tolérée et n'a produit aucun phénomène toxique apparent.

Il en a été de même chez quatre lapins ayant reçu par kilogramme, dans les mêmes conditions, respectivement 0 gr. 035, 0 gr. 040, 0 gr. 049, 0 gr. 085 de salvarsan en solution à 0,60 pour 400. L'augmentation de poids s'est faite régulièrement et les animaux, même au bout de six mois, étaient en excellent état.

Symptomatologie des expériences de toxicité

Solutions fortement diluées. — Les symptômes observés au cours de l'injection intraveineuse des solutions à 0 gr. 60 pour 400 centimètres cubes sont les suivants :

Lorsque la quantité injectée commence à être suffisante pour provoquer un effet toxique, ce qui ne se produit qu'avec des doses infiniment supérieures, proportionnellement au poids, à celles qu'on injecte chez l'homme, la respiration s'accélère, puis devient nettement dyspnéique. L'injection continuant, la respiration devient très rapide et superficielle, le cœur s'accélère aussi; l'animal peut ne réagir autrement que par quelques secousses, quelquefois au contraire se débat à plusieurs reprises assez violemment et, vers la fin de l'injection, présente même, quoique de façon assez inconstante, de vraies crises convulsives. Le tremblement est fréquent. La respiration, après s'être accélérée, se ralentit tout en restant très pénible, devient irrégulière et présente même de temps en temps des arrêts. Le cœur, assez énergique pendant la plus grande partie de l'injection, devient de plus en plus faible. L'exophtalmie est très prononcée ; le nystagmus est inconstant. La pupille se dilate fortement. Le réflexe cornéen s'émousse et s'abolit bien avant le réflexe palpébral, qui disparaît lui-même généralement avant la production de l'arrêt respiratoire. Le cœur ne s'arrête jamais avant la respiration. Quelques mictions plus ou moins abondantes peuvent se produire à diverses périodes de l'injection et l'évacuation intestinale est active. Si, au début de l'injection, une sonde est placée dans la vessie, on constate que la diurèse augmente plus ou moins régulièrement pendant la première moitié de l'injection et, à partir d'un moment variable, diminue assez brusquement pour rester insignifiante ou nulle jusqu'à la mort de l'animal.

A l'autopsie, le cœur gorgé de sang et congestionné bat encore faiblement ou, s'il est arrêté, se montre mécaniquement très excitable. Les poumons, d'un rouge assez vif, sont fortement et assez uniformément congestionnés avec parfois, par endroits, quelques zones ecchymotiques. Leur congestion est plus marquée, en tout cas, dans les parties déclives et beaucoup plus intense que dans tous les autres organes, où la stase veineuse est déjà cependant très accentuée. Le sang du cœur et des gros vaisseaux (veines caves, artères pulmonaires) ne contient pas trace de caillot et se montre au contraire le plus souvent spontanément incoagulable, même au bout de vingt-quatre heures. Lorsque la coagulation *in vitro* a lieu, ce n'est qu'après un grand retard, et le caillot reste irrétractile. Le sang ne présente souvent pas de laquage ; dans le cas contraire, celui-ci n'est que peu accentué, ainsi que le montre le plasma obtenu après centrifugation ou sédimentation spontanée des globules. L'examen du sang frais au microscope ne permet pas de déceler de particules étrangères anormales.

Aux doses utilisées chez l'homme (soit 0 gr. 01 de salvarsan par kilogramme), et même à des doses doubles, la solution acide à 0 gr. 60 pour 400 cc. ne permet d'observer aucun des phénomènes d'intoxication ni aucune des lésions qui viennent d'être décrites. Dans un travail antérieur, j'ai montré qu'aux doses cliniques l'injection ne s'accompagnait d'aucune modification de pression artérielle, contrairement à ce qui a lieu avec les doses toxiques.

Solutions moyennement diluées. — Avec la *solution à 0 gr.* 60 *pour* 300 *cc.*, le tableau observé pendant l'injection est à peu près le même que pour la solution précédente. Qualitativement, les symptômes réactionnels sont de même ordre, mais les manifestations toxiques apparaissent plus rapidement, certaines d'entre elles, en particulier, notamment la diminution de la diurèse de la seconde période de l'injection. Les lésions sont les mêmes, l'état de congestion des poumons plus accentué encore que précédemment et les plaques ecchymotiques plus nombreuses à sa surface. La coagulabilité du sang est toujours fortement diminuée (caillot irrétractile), mais l'incoagulabilité définitive est moins fréquente, étant données les doses moindres de produit injecté. A la dose de 0 gr. 01 par kilogramme, aucun effet toxique ne s'observe.

Avec les *solutions à* 0 gr. 60 *pour* 200 *cc.*, les phénomènes sont encore de même nature, mais chaque symptôme toxique apparaît plus rapidement qu'avec la solution précédente, la diurèse est très rapidement nulle, les convulsions plus précoces et plus violentes, la dyspnée et l'irrégularité respiratoires plus accusées. Les lésions pulmonaires sont plus profondes, un œdème souvent assez notable se superposant à la congestion intense de l'organe et à de petits foyers hémorragiques qui peuvent s'y rencontrer, quoique de façon inconstante. Le cœur bat encore à l'autopsie ou se montre très facilement excitable. Le sang présente les mêmes particularités que dans le cas de la solution précédente. De même cependant que cette dernière, la solution à 0 gr. 60 pour 200 cc. ne produit ni troubles ni lésions à la dose de 0 gr. 01 par kilogramme.

Solutions concentrées. — Les symptômes neuro-respiratoires et les lésions pulmonaires qui, en somme, apparaissent nettement dans les trois groupes d'observations précédentes comme les phénomènes le plus immédiatement en rapport avec l'action toxique et vraisemblablement liés au mécanisme de celle-ci, s'accusent à un degré extrême dans les expériences de toxicité faites avec les solutions concentrées.

Les chiffres relatés plus haut montrent que la toxicité moyenne est à peu près la même pour la solution de Duhot à 1 pour 30 et pour la solution de Fraenkel et Grouven à 0,40 pour 15, avec ou sans alcool méthylique. Les symptômes et lésions produits sont aussi les mêmes dans les deux cas, les solutions ne présentant en somme entre elles que de très légères différences de concentration.

Dès le début de l'injection, la respiration devient fortement dyspnéique. Puis assez rapidement apparaissent de violentes secousses et les mouvements respiratoires deviennent de plus en plus accélérés, saccadés, superficiels et irréguliers ; ils sont interrompus fréquemment par des périodes d'apnée à la suite desquelles se déclanchent des convulsions toniques et cloniques généralisées. La dyspnée augmente de plus en plus, le cœur s'accélère fortement, l'exophtalmie devient considérable, les réflexes cornéen et palpébral sont rapidement abolis, les pupilles largement dilatées ; et la mort se produit par arrêt respiratoire, le plus souvent après un cri aigu et prolongé de l'animal qui, les narines béantes et la gueule spasmodiquement ouverte, succombe à l'asphyxie.

Si, l'injection faite, l'animal est détaché et survit quelques minutes, on le voit, très dyspnéique, en proie à une excitation motrice violente. Il se met à courir, puis tombe brusquement sur le flanc, pris soit de mouvements convulsifs généralisés, soit de mouvements procursifs des pattes antérieures et postérieures. La tête et les membres sont contracturés en extension et l'animal meurt en opisthotonos, émettant assez souvent par la bouche et le nez une fine spume rosée ou sanguinolente, indice d'un œdème pulmonaire aigu.

Ajoutons que, dès les premiers moments de l'injection, la diurèse est complètement interrompue, sous l'influence de la manifestation immédiate de la toxicité.

A l'autopsie, ainsi que je l'ai déjà décrit dans un travail antérieur (1), le cœur peut battre encore, mais les poumons présentent des lésions généralisées et profondes. Ils sont augmentés de volume par endroits, denses et compacts, et d'autant plus œdématiés que la mort a été moins rapide, les bronches étant alors plus ou

---

1. CH. FLEIG. Sur la nocuité comparée des solutions acides concentrées..., etc., *loc. cit.*

moins remplies d'un liquide rosé mélangé à la spume caractéristique. Leur surface est lardée d'un pigmenté hémorragique diffus, avec, par places, de larges zones violacées d'infarctus, en rapport avec des embolies et des éclatements capillaires disséminés dans tout le territoire vasculaire de l'organe.

Le cœur et les gros vaisseaux contiennent un sang dont la coagulation est très rapide. Plus spécialement, le sang retiré du cœur droit, de la veine cave inférieure et des artères pulmonaires coagule *in vitro* avec une extrême rapidité et, si l'autopsie est différée quelque temps, on le trouve même coagulé *in vivo*. En outre, fait extrêmement important, il est facile de déceler dans le sang non encore coagulé du cœur droit, même à l'œil nu si on l'étale en couche mince contre les parois d'un verre de petits grumeaux au centre desquels on aperçoit des masses de précipité jaunâtre provenant, comme je l'ai montré, de l'action du salvarsan sur les albuminoïdes du plasma.

Divers organes, quelquefois le cœur et même les centres nerveux, peuvent présenter, quoique à un degré beaucoup moindre que le poumon, des zones de suffusion sanguine ou des points d'infarctus.

Il faut remarquer que la plupart — et en tous cas les plus importants — des symptômes et lésions que les auteurs ont décrits comme consécutifs aux injections intraveineuses acides sans insister suffisamment sur le degré de concentration des solutions employées, se retrouvent dans le cas des dernières solutions qui viennent d'être étudiées, alors qu'ils n'existent pas ou ne sont que faiblement ébauchés dans le cas des premières solutions beaucoup plus diluées. On voit donc dès maintenant de la façon la plus nette que lorsque dans la littérature il est question de la forte toxicité des solutions acides, il ne s'agit que des solutions acides concentrées et non des solutions diluées. Je ne saurais trop souligner le fait, qui a amené à l'heure actuelle un trop grand nombre de médecins à se faire sur la toxicité des solutions acides une opinion erronée.

Nous avons vu précédemment que, aux doses faibles de 0 gr. 010 à 0 gr. 020 par kilogramme, analogues ou nettement supérieures aux doses thérapeutiques cliniques, les solutions acides convenablement diluées ne manifestaient expérimentalement aucune action toxique. Il en est tout autrement avec les solutions concentrées, puisque la toxicité immédiate de celles-ci s'est montrée en moyenne de 0 gr. 008 à 0 gr. 009 par kilogramme, avec comme limites extrêmes, 0 gr. 0064 et 0 gr. 0135. *Si l'on fixe la valeur moyenne de la dose thérapeutique du salvarsan à 0 gr. 010 par kilogramme, on voit donc que cette dose est supérieure à la valeur moyenne de la dose immédiatement mortelle;* la valeur minima de celle-ci montre même qu'elle peut se trouver très souvent bien au-dessous de la dose thérapeutique. On peut déduire *a priori* de ces faits qu'avec l'emploi des solutions concentrées les cas de mort chez l'homme doivent être la règle et les cas non mortels l'exception.

Une pareille déduction se justifie d'autant mieux encore à la lumière des faits suivants :

1° J'ai examiné l'action expérimentale des solutions

concentrées à doses égales ou un peu inférieures à cel_
les injectées par Duhot (1) et par Fraenkel et Grou_
ven (2) chez l'homme, proportionnellement au poids [soit,

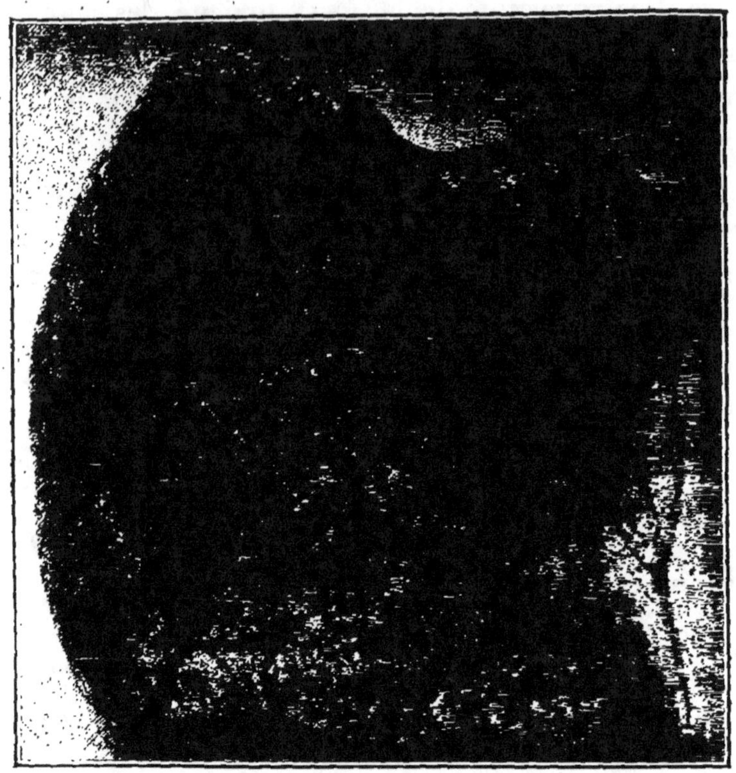

Fig. 1. — Un lobe pulmonaire d'un chien de 20 kgr. 500 mort quinze minutes après l'injection lente par la veine pédieuse de 0 gr. 009 de salvarsan par kilo en solution à 1 pour 30 (solution de Duhot, faite avec 1 cc.
d'alcool méthylique comme solvant préalable). (Dose maxima injectée
chez l'homme par Duhot = 0 gr. 0153 par kgr.)

**Forte congestion. Piqueté hémorragique diffus, infarctus dissé-
minés, œdème suraigu du poumon.**

(Photographie faite sous sérum artificiel, de suite après l'autopsie
qui a été effectuée elle-même de suite après la mort.)

1. *Loc. cit.*
2. *Loc. cit.*

dans le cas de la première 0 gr. 0153 par kilogramme (limite supérieure) et dans le cas de la seconde 0 gr. 006 (homme supposé du poids moyen de 65 kgr.)] : ces doses ont été infailliblement et souvent instantanément mortelles dans le cas de la solution de Duhot à 1 pour 30 et presque toujours mortelles dans le cas de la solution de Fraenkel et Grouven (toujours mortelles en tout cas chez le lapin).

Les figures 1 et 2 donnent une idée de l'intensité des lésions pulmonaires produites chez le chien et le lapin par l'injection intraveineuse de quantités de la solution de Duhot notablement inférieures, proportionnellement au poids de l'animal, à celles que cet auteur dit avoir injectées chez l'homme. La figure 3 montre les lésions pulmonaires analogues produites chez un chien ayant reçu dans les veines une dose de la solution de Fraenkel et Grouven identique, proportionnellement au poids, à la dose injectée par ces auteurs chez l'homme dans leur cas mortel.

2° J'ai étudié, après la toxicité immédiate, la toxicité *éloignée* de ces deux types de solution. Dans ces conditions, la mort s'est produite, chez le lapin, plus ou moins longtemps après l'injection, avec des doses de beaucoup inférieures à celles que fixent les chiffres de toxicité immédiate : elle a eu lieu par exemple, au bout de un à cinq jours, pour des doses variant de 0 gr. 0032 à 0 gr. 0068.

Dans ces expériences de toxicité à plus ou moins longue échéance, les animaux présentent, pendant l'injection, des manifestations de même ordre que celles que j'ai indiquées à propos des expériences de toxicité immédiate, mais naturellement à un degré moindre d'intensité. Les phénomènes excito-moteurs sont très fréquents (depuis le simple tremblement jusqu'aux secousses plus ou moins généralisées), la dyspnée est constante et s'accroît même pendant les jours qui suivent. Cette dyspnée est en relation avec l'apparition soit de con-

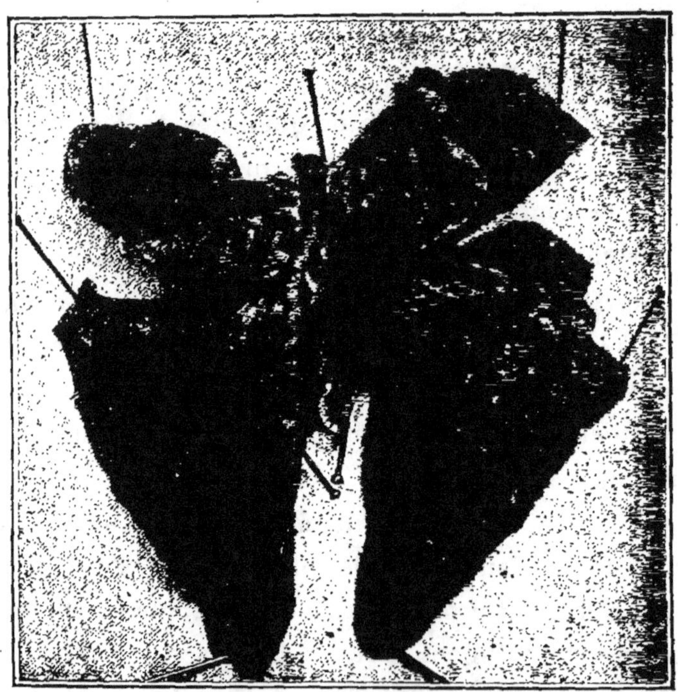

Fig. 2.— Poumons d'un lapin de 1 kgr. 830 mort deux heures trente après l'injection lente par la veine marginale de l'oreille de 0 gr. 008 de salvarsan par kilogramme en solution à 1 pour 30 (solution de Duhot, sans alcool méthylique). (Dose maxima injectée chez l'homme par Duhot = 0 gr. 0153.)

Forte congestion, volumineux infarctus, œdème aigu.

(Photographie faite dans les mêmes conditions que la précédente.)

gestion et d'œdème pulmonaire aigus, soit de pneumo-
nie ou broncho-pneumonie,

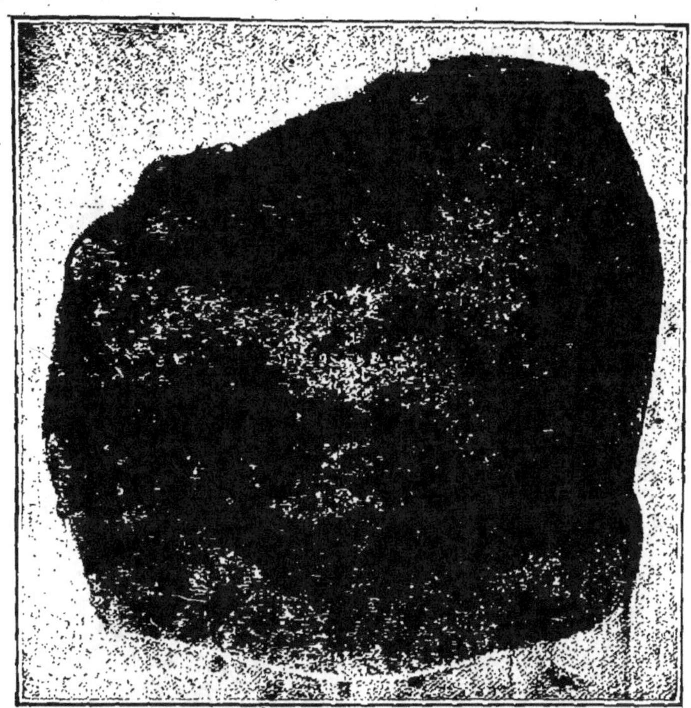

Fig. 3. — Un lobe pulmonaire d'un chien de 15 kilogrammes mort deux
heures après l'injection lente par la veine pédieuse d'une quantité de
la solution de Fraenkel et Grouven correspondant à la dose de 0 gr. 006
de salvarsan par kilogramme. (C'est la dose injectée par les auteurs chez
l'homme dans leur cas mortel.)

Lésions de même nature que sur les pièces des photographies
précédentes.

(Photographie faite dans les mêmes conditions que les précédentes.)

A l'autopsie, on trouve, dans tous les cas, des lésions
pulmonaires analogues à celles que j'ai décrites à propos de la toxicité immédiate, mais avec une perméabi-
lité du poumon à l'air d'autant plus réduite que la survie a été plus longue, de larges foyers d'hépatisation

rouge, assez souvent les bronches et la trachée remplies d'une fine spume et d'un abondant liquide de transsü-dation œdémateuse, et quelquefois, dans la plèvre elle-même, un liquide séro-fibrineux, très légèrement héma-tique. Dans le cas de survie de quelques jours, les lésions précédentes sont extrèmement diffuses, les bronches et

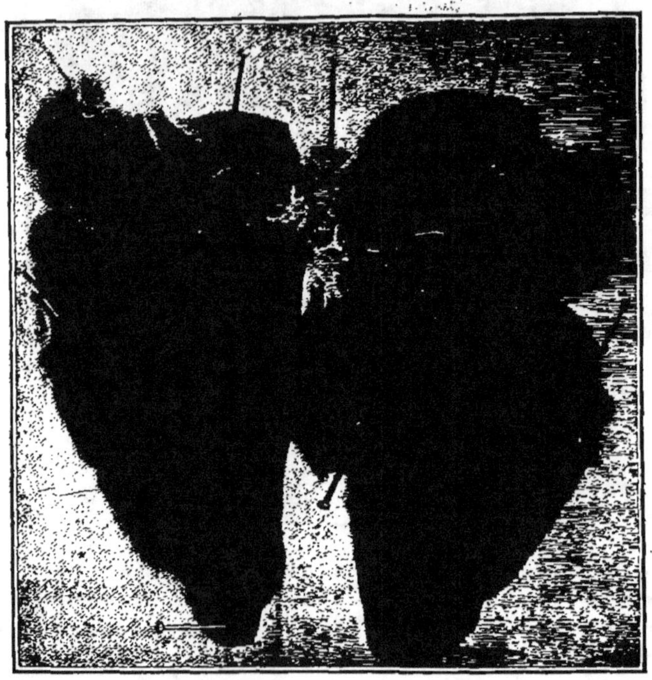

Fig. 4. — Poumons d'un lapin de 1 kgr. 900 mort trois jours après l'injec-tion lente par la veine marginale de l'oreille d'une quantité de la solu-tion de Fraenkel et Grouven correspondant à la dose de 0 gr. 003 de salvarsan par kilogramme. (C'est la moitié de la dose injectée par les auteurs chez l'homme dans leur cas mortel.)

Poumons très peu perméables à l'air. Forte congestion diffuse. Larges foyers d'hépatisation rouge et, çà et là, quelques foyers tendant vers l'hépatisation grise. Volumineux infarctus. Par endroit, le poumon n'est qu'un bloc opaque de sang coagulé.

(Photographie faite dans les mêmes conditions que les précédentes.)

les bronchioles sont encombrées par un liquide de réaction inflammatoire contenant de nombreux globules blancs, des globules rouges et des produits de des-

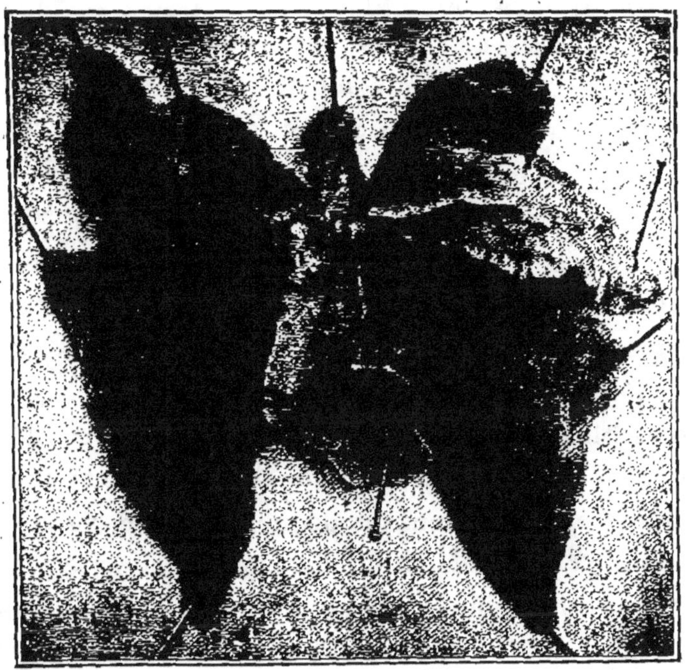

Fig. 5. — Poumon de lapin *normal* (témoin), photographié dans les mêmes conditions que les précédents.

quamation épithéliale, certains territoires pulmonaires représentant des blocs absolument opaques, à l'intérieur desquels les alvéoles sont vides d'air ; à l'hépatisation rouge peut même succéder l'hépatisation grise, des lésions infectieuses ayant succédé aux lésions emboliques et inflammatoires primitives.

La figure 4 donne une idée nette de l'importance et

de l'étendue des lésions pulmonaires consécutives à l'injection intraveineuse, de doses de solutions concentrées inférieures même à celles qui ont été utilisées chez l'homme. (Voir comparativement l'aspect du poumon normal sur la figure 5.)

En ce qui concerne l'état du sang, nous avons vu plus haut que chez les animaux morts sous l'influence de doses immédiatement mortelles et chez lesquels l'autopsie était pratiquée de suite, le sang du cœur droit et des gros vaisseaux qui s'y insèrent était trouvé encore liquide, mais coagulait *in vitro* avec une extrème rapidité, et contenait des grumeaux insolubles dus à la précipitation du salvarsan. Chez les animaux qui succombent seulement quelques heures après l'injection (cas de doses plus faibles), on peut trouver les artères pulmonaires obstruées par de volumineuses masses solides constituées par des grumeaux de même nature, au contact desquels la coagulation du sang s'est faite ; les caillots peuvent même exister, plus ou moins abondants dans le cœur droit lui-même. Chez les animaux morts plusieurs jours après l'injection, on ne retrouve point ces caillots aussi facilement, car si les doses injectées ont été plus faibles que précédemment, ils ont pu ne se former qu'à un moindre degré. On peut cependant déceler, dans les branches de ramification de l'artère pulmonaire, de petites masses floconneuses jaunâtres dues à la précipitation du salvarsan.

Chez les animaux ayant reçu en injections intraveineuses des solutions acides concentrées, que la mort ait été immédiate ou qu'elle ait été plus ou moins tardive, j'ai toujours trouvé, en recherchant l'arsenic dans le poumon, que cet organe en contenait des quantités considérables. De plus en recherchant comparativement chez des lapins morts à la suite de déterminations de toxicités immédiates des mêmes solutions l'arsenic contenu dans le sang du cœur droit, dans le poumon et dans le sang du cœur gauche, j'ai trouvé qu'il était dans le cœur gauche en proportion extrêmement minime et en proportion extraordinairement élevée aussi bien dans le sang du cœur droit que dans le poumon (ce dernier ayant été au préalable vidé de sang aussi complètement que possible).

Sous l'influence de l'injection intraveineuse des solutions acides concentrées, la précipitation du salvarsan est donc massive dans le sang, et le poumon, premier territoire capillaire à franchir par le produit insolubilisé, se trouve être l'organe où la production d'embolies et ses conséquences se manifesteront le plus activement.

Plusieurs des diverses constatations d'autopsie qui précèdent ont été faites aussi par Miessner, dans un travail, dont j'ai déjà au cours de ce mémoire donné l'indication bibliographique. Miessner, employant une solution acide à 0 gr. 60 pour 12 cc., a fort bien observé le phénomène de précipitation dans le sang et d'arrêt du précipité dans le poumon, bien qu'il se serve par moments du terme insuffisamment net de « coagulation » (« Gerinnung ») pour désigner le double fait de la précipitation initiale du salvarsan et de la coagulation secondaire du sang au contact de flocons précipités. Je cite textuellement en note son protocole d'autopsie (1).

1. « Bei der *Obduktion* eines 245 kg schweren Rindes, welches 1, 2 g saures
« Salvarsan intravenœs erhalten hatte und vier Tage nach der Injektion gestorben
« war, ergab sich nun ein æusserst interessanter Befund, welcher einen weiteren
« Aufschluss über die Art der Wirkung saurer Salvarsanlœsungen geben sollte.
« Alle Organe mit Ausnahme der Lungen waren frei von jedweden Veraenderun-
« gen. Die Lungen fühlten sich teigig, stellenweise etwas der ban. Das Lungenfell
« war infolge Verdickung getrübt und wies ungleichmæssig über die Oberflæche
« verteilte, fünf-bis zehnpfennigstückgrosse, gelbgraue Flecke auf. Auf der Schnitt-
« flæche traten diese Verfærbungen des Lungenparenchyms, die sich durch beide
« Lungen zogen, deutlicher hervor; man beobachtete etwa erbsengrosse, gelb-
« graue Herde, welche teils den Lobulus vollstændig ausfüllten, teils noch von einer
« schmalen Zone dunkelroten Lungenparenchyms umgeben waren. Die betreffenden
« Teile waren luftleer und fühlten sich derb an. Das anstossende verbreiterte Zwi-
« schengewebe war mit einer salzigen Masse angefüllt. Daneben befanden sich wieder
« Lungenabschnitte von rosaroter Farbe, die Luft enthielten. Die Bronchial-und
« Mittelfelllymphknoten waren um das zwei-bis dreifache vergrœssert, auf der
« Schnittflæche sehr saftreich und gerœtet.
« Bei *mikroskopischer* Untersuchung der veraenderten Lungenteile beobachtete
« man die grœsseren und kleineren Lungenarterien prall angefüllt mit einer gleich-
« mæssig homogenen, gelben Masse. An deren Rande fanden sich viele weisse,
« Blutkœrperchen. Zuweilen beobachtete man an der Gefæsswand ein serœses Ex-
« sudat, das den Raum zwischen dieser und dem Blutgerinnsel ausfüllte, in dem
« also das Koagulum gewissermassen schwamm. Teilweise waren die Wandungen
« der Gefæsse zerstœrt und in der Umgebung zahlreiche polymorphkernige Leuko-
« zyten nachzuweisen. Lag ein solches Gefæss in der Næhe einer Bronchialwand.
« so war auch diese zerstœrt. Die Leukozyteninfiltration ging bis zur Oberflæche
« der Bronchialschleimhaut. Das Bronchialepithel war an diesen Stellen geschwun-
« den. Die Lungenalveolen waren teils mit roten Blutkœrperchen, teils mit serofi-
« brinœsen Massen angefüllt. Die beschriebenen Veraenderungen wiesen darauf hin,
« dass wir es mit einer Thrombose in den Blutgefæssen zu tun hatten und gleich-
« zeitig mit entzündlichen und Stauungs-Veraenderungen des Lungenparenchyms
« sowie Zerstœrung der Gefæss-und Bronchialwænde. Letztere war wahrscheinlich
« zurückzuführen auf die ætzende Wirkung des Salvarsans, das nach Mitteilung
« von Herrn Geheimrat Ehrlich, dem ein Lungenstück übersandt worden war
« reichlich » in den Lungen enthalten war. » (H. MIESSNER. *D. med. Woch.*, *loc. cit.*,
citation, page 492.)

Dans une dernière série d'expériences sur la nocuité des solutions acides concentrées, j'ai injecté à des lapins et à des chiens des doses insuffisamment élevées pour amener la mort : or chez ces animaux, qui n'avaient présenté que quelques phénomènes dyspnéiques passagers et qu'un léger amaigrissement temporaire, on pouvait déceler, si on les sacrifiait huit à quinze jours après l'injection, des lésions pulmonaires diffuses en rapport avec la production antérieure de petits foyers emboliques sous l'influence de l'injection.

Accidents observés chez l'homme consécutivement à l'injection de solutions acides concentrées

Les phénomènes toxiques et l'ensemble des lésions réalisées sous l'influence de l'injection de doses de solutions concentrées égales proportionnellement au poids, à celles qu'on a injectées chez l'homme, ou même inférieures à celles-ci, permettent de ne plus s'étonner des accidents graves que ces solutions ont provoqués chez l'homme. Le cas mortel de Fraenkel et Grouven, autour duquel on a si longtemps discuté pour l'interpréter, se comprend très facilement à la lumière des constatations expérimentales (1). Ce qui est étonnant au contraire,

---

1. Afin de bien préciser les données relatives à ce cas, je cite, d'après les auteurs mêmes, le mode de préparation de la solution employée, ainsi que la partie la plus essentielle de l'observation clinique.

1° *Préparation :*

« Was zunæchst die *Bereitung der Lœsungen* betrifft, so sei erwæhnt, dass wir
« nach mancherlei Versuchen und Misserfolgen jetzt schon seit vielen Wochen das

c'est que les deux autres cas traités par les auteurs dans les mêmes conditions n'aient point eu la même issue fatale.

Hering, voulant se faire une idée de la mesure dans laquelle la solution de Fraenkel et Grouven pouvait être toxique chez

« gelbe Pulver, das in den einzelnen, luftleer gemachten Glæschen enthalten ist, in
« ungefæhr 1 ccm chemisch reinen, von E. Merck bezogenen *Methylalkohol* schüt-
« ten, dann etwas keimfreies destilliertes *Wasser* hinzufügen, gut umrühren, darau
« 1-1 1/2 cm sterile, 1/10 *Normalnatronlauge* und endlich noch so viel destilliertes
« Wasser zugeben, dass wir im ganzen *ungefæhr* 8-10 ccm erzielen. » (*Loc. cit.*,
p. 1771.)

2° *Observation clinique (extrait)*.

« Es handelt sich um einen 25-jæhrigen Kellner, der auf zweifellos syphilitischer
« Grundlage seit Jahren mit schweren Sprachstœrungen, Worttaubheit usf, erkrankt
« war und sich seit ungefæhr 1 1/2 Jahren in der hiesigen psychiatrischen Klinik
« befand. Die Blutuntersuchung zeigte eine *starke Wassermannsche Reaktion...*
« Am. 5. August erhælt er *0,4 g des Mittels in 15 ccm Wasser gelœst in die Vene*
« *des linken Ellenbogens*...Schon eine Viertelstunde spæter traten bei dem Kranken
« die Erscheinungen einer heftigen *Arsenvergiftung* auf : Uebelkeit und Erbrechen,
« starke Leibschmerzen, nach 2 Stunden schlechterwerden des Pulses, der auch
« trotz mehrfacher Kampfereinspritzungen sich nicht wieder erholte. Etwa 3 1/2
« Stunden nach der Einspritzung erfolgte der *Tod*. Bei der *Leichenœffnung* fanden
« sich ausgedehnte erweichte Herde im linken Schlæfenlappen des Grosshirns. Die
« im Anschluss hieran ausgeführte Untersuchung auf das Vorkommen von Arsen
« ergab deutliche Mengen dieses Mittels in der Milz, den Lungen und der Leber ;
« andere Teile wurden nicht geprüft. » (*Ibid.*, p. 1771.)

Voici enfin, à propos de ce même cas, les constatations anatomo-pathologiques complémentaires rapportées par Ehrlich :

« Die pathologisch-anatomische Diagnose lautete : Enzephalomalazïe, ausgedehnte,
« besonders kortikale Erweichungen des linken Temporal-und zum Teil auch Parie-
« tallappens, Hydrocephalus internus, Anæmie und Oedem des Gehirns, Leptome-
« ningitis chron. der Konvexitæt, Hyperæmie und *Œdem der Lungen* (souligné par
« moi), schlaffes Herz mit muskulœser Atrophie, besonders rechts, Adipositas cordis
« Hypoplasie der linken Niere, Milzschwellung, Hyperæmie der Leber. » (P. Ehrlich. Bietet die intrasenœse Injektion von « 606 » besondere Gefahren ? *Münchener
medizinische Wochenschrift*, LVII Jahrg., 30 août 1910), p. 1826.

l'homme, a déterminé la toxicité immédiate d'une solution de 606 à 0 gr. 50 pour %, additionnée de 1 cc. 2 de NaOH $\frac{N}{10}$ par 0 gr. 30 de 606 (proportion de soude analogue à celle de la solution de Fraenkel et Grouven) ; il a ainsi trouvé que la dose mortelle par kilogramme d'animal était de 0 gr. 0036 pour le lapin et de 0 gr. 0130 pour le chien, ce qui, déduit l'auteur en prenant la moyenne des deux valeurs, correspondrait à une dose mortelle de 0 gr. 581 pour un homme de 70 kilogrammes. Hering conclut alors : « Da ich den Fall nicht gesehen habe, « kann ich darüler kein Urteil abgeben. Wohl aber kann ich « auf Grund meiner experimentellen Erfahrungen sagen, dass « es wahrscheinlich ist, dass ein Mensch bei intravenöser Ein- « verleibung von 0,4 g. des Ehrlischen Mittels in so saurer Lö- « sung zugrundegehen kann, wenn auch nicht muss. » (*Loc. cit.*, p. 2621). La conclusion de Hering aurait été certainement plus affirmative si au lieu d'opérer avec une solution beaucoup plus diluée (0,50 pour 100) que celle de Fraenkel et Grouven il s'était servi d'une solution exactement de même concentration (0,40 pour 15).

De même que le cas de mort précédent, le tableau « impressionnant » décrit par Duhot comme immédiatement consécutif à l'injection intraveineuse de sa solution concentrée se comprend fort bien.

« Le malade, dit l'auteur, est pris subitement d'an- « goisse et de légère dyspnée, de vomissement, de dou- « leur présternale. La face, d'abord vultueuse, devient « ensuite pâle. Le pouls baisse d'abord, remonte en- « suite. Cet état un peu alarmant qui nécessite l'aide de « la caféine ou de l'éther ne dure que dix minutes (1)... »

1. Rob. Duhot. Le Hata ou préparation « 606 » de Ehrlich — dioxy-

Dans une autre publication de Duhot, on lit encore :

« A la suite d'une injection de 30 cc. d'une solution
« contenant 1 gramme de Hata chez des sujets jeunes
« et bien portants, la face devint d'abord vultueuse,
« puis pâle, un sentiment profond d'angoisse saisit subi-
« tement le patient ; une douleur gastrique se déclare
« et bientôt surviennent quelques vomissements. Pen-
« dant une dizaine de minutes le tableau est assez
« impressionnant... Les malades qui ont reçu ces doses
« successives ont eu de la diarrhée pendant vingt-quatre
« heures, une première nuit d'insomnie, mais tous les
« trois se présentaient le lendemain à la clinique. L'ap-
« pétit est affaibli pendant deux ou trois jours, puis
« tout rentre dans l'ordre (1). »

Ainsi que je l'ai fait antérieurement remarquer (2), il
est étonnant au plus haut degré que les malades en question n'aient présenté que les accidents signalés et que
le tableau impressionnant décrit par l'auteur ne se soit
pas terminé par la mort, la dose injectée par kilogramme
ayant été de 0 gr. 0153, alors que la dose immédiatement toxique pour l'animal est environ une fois et demie

diamidoarsénobenzol — dans le traitement de la syphilis. Avec une note
complémentaire. Nos premières expériences cliniques.

Tirage à part des *Annales de la policlinique centrale de Bruxelles*,
1910. (Citation prise à la page 24.)

1. 185 cas de syphylis traités par le « 606 » de Ehrlich. Tirage à part
des *Annales de la policlinique centrale de Bruxelles*, 1910. (Citation prise
aux pages 11-12.)

2. Ch. Fleig. Sur la nocuité comparée des solutions acides concentrées .., etc. *Loc. cit.*

plus faible et que des doses beaucoup moins élevées encore peuvent amener la mort des animaux à plus ou moins longue échéance.

La conclusion que j'ai déjà émise à ce sujet a été la suivante : Scientifiquement il est donc incompréhensible — je dirais presque « inadmissible » — qu'il ait pu être injecté, plusieurs fois, dans les veines, chez l'homme, sans issue mortelle, une quantité aussi forte de 606 (1 gramme) dans une solution aussi concentrée que celle qui a été indiquée (1 p. 30). Le fait ne pourrait, à la rigueur, se comprendre que si l'injection était faite à une vitesse *extraordinairement lente*, par exemple à raison de 30 centimètres cubes en une demi-heure, ce qui n'est pratiquement pas possible chez l'homme. Et encore, dans ces conditions, les doses injectées ne seraient certainement pas sans nocuité immédiate ou secondaire. Dans aucune de ses publications initiales, Duhot ne fait mention de la vitesse à laquelle ont été faites ses injections intraveineuses à 1 pour 30 (°). Mais d'après le tableau même qu'il donne des accidents, les vitesses d'injection ont dû être très rapides, car aucun des symptômes qu'il signale n'est donné par lui comme observé *pendant* la période d'injection, le tableau tout entier se rapportant à la période *qui suit* « *immédiatement* » celle-ci. Il est en tout cas de tous points regrettable qu'aucune observation clinique détaillée n'ait été publiée pour les cas en question.

(°). Ce n'est que beaucoup plus tard (fin mai 1911), et à propos des injections acides *diluées*, qu'il a parlé de la vitesse convenable à celles-ci.

Avec l'emploi de solutions acides moins concentrées, quoique insuffisamment diluées encore, les manifestations toxiques diminuent nettement d'intensité. Je dois citer ici les résultats de l'emploi, par Spiethoff, de certaines solutions à 0,40 pour 160, à des degrés d'acidité variables. La plupart de ces solutions étaient additionnées de 1 cc. 5 de soude normale pour 0 gr. 40 de 606. Elles contenaient donc 10 fois plus de soude et étaient elles-mêmes 10 fois plus diluées que la solution de Fraenkel et Grouven (1). Aussi leur injection dans les veines n'a-t-elle été suivie d'aucun accident grave, mais de phénomènes réactionnels assez violents, sûrement en rapport avec un certain degré de nocuité mécanique.

1. Le calcul montre qu'elles correspondent en réalité à un mélange de monochlorhydrate et de base libre ; elles sont d'ailleurs troubles.

Voici la technique décrite par Spiethoff lui-même pour la préparation de ses solutions :

« Was nun die *Lœsungsart* des Mittels für *intravenœse Injektionen* anbetrifft, so « gibt der Todesfall von C. Frænkel und Grouven ein warnendes Beispiel gegen die « Verwendung stark saurer und konzentrierter Lœsungen. Schreiber und Hering « haben am Tierexperiment die Aufklærung für den letalen Ausgang erbracht, und « F. Hering warnt neuerdings ausdrücklich vor der Anwendung saurer Lœsung be « intravenœser Injektion. An dieser Stelle sei erwæhnt, dass ich über 80 venœse « Injektionen mit besten Erfolge mit einer *schwachsauren* Lœsung bei üblicher « Verdünnung, 0,1 : 40, ausgeführt und kein abweichendes Verhalten in dem Ablauf « der somatischen Reaktionen bei dieser oder alkalischer Lœsung gesehen habe. « Die von mir beobachteten besonderen Herzzufælle traten bei schwach saurer und « bei alkalischer Reaktion ein und fanden in anderen Umstænden ihre Erklærung. « Die Abstumpfung des Sæuregrades erfolgte bei meinen schwach sauren Lœsun - « gen durch Zuzatz von ca. 1,5 ccm Normalnatronlauge, die Lœsung war also 10 « mal weniger saurer als im Falle von Frænkel und Grouven. » (BODO-SPIETHOF. Salvarsan bei Syphilis (Zweiter Bericht). *Münchener medizinische Wochenschrift.* LVIII Jahrg., 24 janvier 1911, 192-195. Citation page 193.)

A part ces solutions, Spiethoff a employé aussi en injection intraveineuse une solution de même concentration que précédemment, mais additionnée seulement de XII gouttes de solution décinormale de soude (pour 0 gr. 40 de 606), c'est-à-dire une quantité de soude à peu près la même que celle de la solution de Fraenkel et Grouven. La solution ne différait donc de cette dernière que par une dilution 10 fois plus grande. Spiethoff fait remarquer sa tolérance par l'organisme en rapport avec le fait de sa dilution (1). Il y a cependant tout intérêt, à n'utiliser que des solutions notablement plus diluées pour prévenir plus sûrement des phénomènes d'intolérance (2).

1. Spiethoff. Zur Frage der sauren oder alkalischen venœsen Salvarsaninfusionen. *Münchener med. Wochensch.*, LVIII Jahrg., 8 août 1911, p. 1724. — « Die grœssere Toxizitæt des Præparates macht sich meist durch eine « stærkere somatische Reäktion im Vergleich zur alkalischen Lœsung bemerkbar, « insofern Fieber, Uebelkeit, Durchfall in der Regel heftiger, aber auch nur vorü- « bergehend, auftritt, Erscheinungen, die wie aus meinem schon Anfang dieses « Jahres erstatteten Bericht hervorging, nie eine Kontraindikation für saure venœse « Lœsungen abgeben kœnnen. Die grosse Toleranz des Kœrpers selbst gegen « stark saure venœse Injektion, sofern sie nur genügend verdünnt gegeben wird, « bewies mir der Fall eines jungen Mannes, der eine Lœsung von 0,4 : 100 venœs « erhielt, deren Sæuregrad nur durch 12 Tropfen 1/10 Normalnatronlauge abge- « stumpft war. Die saure Lœsung stelle ich so her, dass ich je 0,1 Salvarsan in « 40 ccm physiologischer Kochsalzlœsung auflœse und Normalnatronlauge tropfen- « weise solange zusetze, bis der Beginn einer Opaleszenz eintritt. »

2. C'est la conclusion à laquelle arrive aussi G. M. Mackee dans un travail que je n'ai pu me procurer et dont j'ai trouvé seulement une analyse dans le *Sud médical* du 15 mars 1912 (p. 60).

Mécanisme comparatif de la toxicité des solutions acides concentrées et diluées

L'ensemble des données qui viennent d'être exposées permet de comprendre très facilement le mécanisme de la toxicité des solutions acides et des différences d'intensité considérables qu'elle présente pour les solutions diluées et pour les solutions concentrées, à la fois au point de vue expérimental et au point de vue de l'application clinique.

Ce mécanisme a pourtant été assez souvent méconnu, ainsi que le prouvent les interprétations qui en ont primitivement été données.

W. Schwartz et P. Flemming attribuent les effets constatés expérimentalement à la simple acidité des solutions, les phénomènes observés rappelant, d'après eux, les symptômes de l'intoxication acide signalés par Walter en 1877 chez le lapin soumis à des ingestions acides (1).

Hering fait très justement remarquer qu'un tel rapprochement n'est aucunement approprié, l'acide étant administré par la voie digestive et non par la voie intraveineuse dans les expériences de Walter. Il fait remarquer en outre que, dans ces dernières, les carnivores supportaient des quantités d'acide chlorhydrique bien

---

1. « Es sind diese Erscheinungen von Sæurevergiftung, wie sie beim Kaninchen « durch Sæurefütterung von Walter (Archiv. f. experim. Pathol. u. Pharmakol.) schon im Jahre 1877 beobachtet worden sind. » (*Loc. cit.*, p. 2140.)

supérieures à celles que supportaient les herbivores, ce qui, d'áprès A. Szili, est l'inverse si l'on emploie la voie intraveineuse ; or Hering fait ressortir que ses chiffres montrent une tolérance plus grande de l'injection acide de 606 pour les chiens que pour les lapins ; il en conclut que la toxicité des solutions acides de 606 n'est pas due à l'acide chlorhydrique des solutions, ce qui ressort déjà très bien du fait que la quantité d'HCl contenue dans les doses mortelles des solutions de 606 est infiniment plus petite que la quantité d'HCl toxique pour l'animal. Hering cependant n'indique pas le mécanisme de la toxicité des solutions acides.

Les recherches de Miessner relatées plus haut, auxquelles il faut joindre le fait, signalé aussi par l'auteur, que le précipité produit par les solutions de salvarsan au contact du sérum sanguin contient une proportion importante d'azote, indiquent bien au contraire le mécanisme de cette toxicité et concordent parfaitement avec les conclusions que, indépendamment de lui et sans connaître son travail, j'ai formulées en 1911 (1). Ces conclusions se rapportent d'ailleurs à la toxicité comparée des solutions acides concentrées et diluées, alors que les recherches de Miessner se rapportent uniquement aux solutions très concentrées, et précisent quel est dans la molécule du salvarsan, le groupement chimique actif dans la toxicité par précipitation. Je reproduis ici ces conclusions.

---

1. Ch. Fleig. Sur la nocuité comparée des solutions acides concentrées..., etc., *loc. cit.*

Les troubles et lésions observés expérimentalement sous l'influence des solutions intraveineuses acides concentrées, injectées à dose immédiatement plus ou moins tardivement mortelle, ne sont autres que des troubles et lésions d'origine mécanique, dus à la précipitation **massive** *dans le sang du 606 injecté à trop forte concentration.* La toxicité n'est point due à la forte acidité des petites quantités de solutions injectées, mais à la précipitation produite par *réaction entre le groupe — OH du 606 et les matières albuminoïdes du sang*, le précipité paraissant constitué à peu près exclusivement par une combinaison phénoliquée d'albuminoïde.

Lorsque ce précipité prend naissance au sein d'une solution de salvarsan *concentrée*, il revêt la forme de *grumeaux compacts difficilement divisibles en particules plus fines*; ce caractère est d'ailleurs d'autant plus accusé que la solution est plus concentrée. Le précipité ne réunit donc point les conditions d'état physique que j'ai précisées en 1907 à propos de ma méthode d'injections intraveineuses insolubles, conditions qui seraient nécessaires pour que sa mise en liberté dans le torrent circulatoire donnât lieu à une suspension assez fine sans production d'embolies.

Lorsque au contraire il se forme sous l'influence d'une solution de salvarsan *suffisamment diluée* (à 0 gr. 60 pour 400 cmc. par exemple), il se présente à un état de division beaucoup plus avancé et il est, au point de vue physique, infiniment mieux approprié que le précédent en vue de sa tolérance mécanique et de son passage à travers les fins vaisseaux et les capillaires (1). L'état de division de la suspension réalisée *in vivo* est poussé d'autant plus loin que la dilution de la solution injectée rend l'injection plus lente et que, dans ces conditions, le salvarsan n'arrive dans le torrent circulatoire que très graduellement, par petites quantités successives, toujours immédiatement mélangées à une grande masse de sang (2).

Ainsi s'explique que la toxicité des solutions acides diluées soit beaucoup plus faible que celle des solutions concentrées, la *nocuité d'ordre mécanique* étant pour elles *extrêmement diminuée*.

Je ne saurais trop insister sur le fait que la fonction pharmacodynamiquement la plus toxique du dichlorhydrate de dioxydiamidoarsénobenzol, cause de la nocuité mécanique, n'est pas la fonction acide : « d'une part l'acide chlorhydrique, même à la concentration où il se trouve dans les solutions concentrées de salvarsan, ne produit pas de précipitation avec le sérum

---

1. Bien que le chlorure de sodium facilite la précipitation du salvarsan au contact des solutions d'albumine, le précipité obtenu en présence d'un excès de sérum sanguin avec les solutions de salvarsan diluées en milieu chloruré sodique à 6 °/₀₀ n'est nullement plus abondant que celui que fournissent dans les mêmes conditions les solutions de salvarsan dans l'eau distillée.

2. J'ai déjà fait remarquer, dans un travail antérieur, que la lenteur de pénétration dans le sang peut, suivant la nature de la substance injectée, s'accompagner de phénomènes d'accoutumance rapide, à rapporter, suivant leur mécanisme intime, à la *tachysynéthie* de Roger, ou à la *tachyphylaxie* de Champy et Gley ou *skeptophylaxie* de Ancel, Bouin et Lambert.

sanguin; et d'autre part se trouve dans les doses injectées en quantité beaucoup trop faible pour pouvoir être
chimiquement toxique.

En conclusion, je répète la conclusion que j'ai antérieurement établie, à savoir que : *la fonction la plus immédiatement toxique du salvarsan en solution acide
concentrée est la fonction phénolique — OH, dont l'action coagulante sur les albuminoïdes du sang a pour
conséquence une nocuité mécanique, nocuité à effet immédiat, qui prime la toxicité chimique du complexe
arrhénophore proprement dit.*

*La toxicité est due, non à l'acidité, mais à la « phé-
nolicité ».*

Mécanisme des accidents observés chez l'homme

Le mécanisme toxique qui vient d'être mis en lumière pour le cas des résultats expérimentaux est exactement superposable pour celui des résultats cliniques.

Le cas mortel de Fraenkel et Grouven ne doit point
s'expliquer par une hypersensibilité ou susceptibilité
spéciale du malade à l'arsenic, ainsi que l'ont interprété
les auteurs (1) et que l'a tout d'abord pensé Ehrlich

1. « Da das benutzte Præparat sicher vœllig einwandfrei war, von der gleichen,
« hier verwendeten Lœsung zur derselben Zeit noch drei andere Kranke eine intra-
« muskulære Einspritzung erhalten hatten, ohne irgendwelche auffælligen Erschei-
« nungen zu zeigen, so bleibt zur Erklærung des hier vorliegenden Ereignisses nur
« eine *besondere Empfindlichkeit* des Patienten gegenüber dem Arsenik übrig, die

lui-même (1). A l'inverse de ce qu'a écrit H. Willige,
le malade ne me paraît pas avoir succombé à un em-
poisonnement aigu par l'arsenic (2), mais simplement
aux suites des accidents emboliques d'origine mécanique
dus à la forte concentration de la solution injectée (œdème
pulmonaire constaté à l'autopsie). Néanmoins Willige
a signalé le danger de l'excès de concentration en écri-
vant : « Nach allem sind wir zu der Ueberzeugung ge-
« langt, dass Lœsungen, die stærker konzentriert sind
« als 0,4 : 100 intravenœs stark toxisch wirken und
« trotz vorhandener günstiger Berichte doch zu ver-
« meiden sind (3). » Mais la limite de dilution qu'il indique reste encore trop basse, au moins pour les solutions biacides ou additionnées seulement de minimes

« recht selten vorkommen mag, immerhin aber doch zur Vorsicht bei der Verwen-
« dung eines so differenten Mittels besonders bei der Einführung in die Blutbahn
« mahnt. » *Loc. cit.*, pp. 1771-1772).

1. « Hierzu möchte ich nur die Bemerkung erlauben, dass nach meiner Ansicht
« nicht die *intravenœse* Einverleibungsart des Præparates als solche, sondern die
« præexistierende Ueberempfindlichkeit des Patienten die Schuld an dem letalen
« Ausgang gehabt hat. » (EHRLICH. Bietet die intravenœse Injektion von « 606 »
besondere Gefahren. *Münchener medizinische Wochenschrift*, LVII Iahrg., 30 août
1900, p. 1826.) Cependant Ehrlich, dans ses publications ultérieures reconnaît l'importance du degré de concentration des solutions acides pour l'interprétation des
cas de mort (cf. P. EHRLICH. Die Salvarsantherapie. Rückblicke und Ausblicke. *Münchener med. Wochenschrift*, LVIII Jahrg., 3 janvier 1911, 1-10. Voir page 5.)

2. « Das Krankheitsbild und der Leichenbefund zeigen, dass der Mann an einer
« akuten schweren Arsenvergiftung gestorben ist und dass der alte Hirnherd nicht
« der ausschlaggebende Faktor gewesen ist, wie das Ehrlich anzunehmen scheint
« angesichts dieses Falles... » (HANS WILLIGE. Ueber Erfahrungen mit EHRLICH-HATA
606 an psychiatrisch-neurologischem Material. *Münchener medizinische Wochenschrift*, LVII Jahrg., 15 nov. 1910, citation p. 2406.)

3. *Loc. cit.*, p. 2406.

quantités de soude (1), la nocuité mécanique n'étant pas suffisamment atténuée pour des solutions à 0,40 °/₀.

Des considérations de même nature interviennent certainement pour expliquer le cas mortel de Schottmüller (mort 80 heures après injection intraveineuse de 0 gr. 80 ; dyspnée et œdème pulmonaire) (2).

L'importance de la nocuité d'ordre mécanique comme cause initiale des accidents observés chez l'homme à la suite des injections intraveineuses acides concentrées ressort bien encore des résultats déjà cités de Miessner qui ajoute, à la suite de ses constatations expérimentales :
« Auch beim Menschen dürfte die tœdliche Wirkung
« sauren Salvarsans auf die Thrombosierung der Lungen-
« arterien und die Folgezustænde zurückzuführen sein.
« Jedenfalls stimmen die Verænderungen in den Lun-
« gen bei einem kürzlich in Hamburg nach Einspritz-
« ung von saurem Salvarsan verendeten Menschen mit
« den hier beobachteten überein. » (*Loc. cit.*, p. 493.)

S'il est vrai qu'un certain degré de nocuité mécani-

---

1. Les solutions employées par Willige étaient acides. Il ajoutait 2 à 3 cc. de NaOH $\frac{N}{5}$ suivant la dose de 606. Si nous prenons comme moyenne 3 cc. de NaOH $\frac{N}{5}$ pour 0 gr. 40 de 606, le calcul montre que la solution obtenue contient $\frac{1}{5,5}$ de la quantité de soude qu'il faudrait pour obtenir le sel disodique théorique, c'est-à-dire que l'acidité des solutions de Willige était supérieure à celle de la solution de monochlorhydrate.

2. « Schottmüller berichtet über einen Todesfall nach intravenœser Einspritzung « von 0,8 des Mittels in saurer Lœsung... Nach der Einspritzung kam es zu vor- « übergehendem Kollaps. Einen Tag darauf trat Dyspnœ, Lungenœdem und 80 « stunden nach der Injektion der Exitus ein. » (*Aerztlicher Verein in Hamburg.* Séance du 20 déc. 1910. Compte rendu in *Medizinische klinik.*, 1911, n° 11.)

que peut se manifester aussi pour les solutions acides
diluées lorsqu'on les injecte à l'animal à doses immédiatement mortelles, il faut bien remarquer que ces doses, ainsi que nous l'avons vu, sont infiniment plus considérables que les doses thérapeutiquement utilisées et
actives chez l'homme : *la limite de début de la nocuité
mécanique est très éloignée de la limite des doses maxima
thérapeutiques, de sorte que chez l'homme, ces solutions
ne possèdent pratiquement aucune toxicité.*

**Méthode des injections intraveineuses acides à forte di-
lution. — Son innocuité clinique et son activité thérapeutique.**

Le fait de l'innocuité de l'injection intraveineuse, chez
l'homme, des solutions acides diluées ressort très nettement des observations des auteurs qui les ont employées,
et il n'est pas sans intérêt d'ajouter que, plusieurs de ces
derniers leur attribuent une activité thérapeutique nettement supérieure à celle des solutions alcalines.

Après que j'eus, le premier, employé (septembre 1910)
et préconisé la méthode des injections intraveineuses
acides à forte dilution (novembre 1910), divers auteurs,
soit à l'instigation de mes résultats, soit sans en avoir
connaissance, l'essayèrent à leur tour, mais leurs résultats furent plus ou moins satisfaisants suivant que les
solutions employées furent elles-mêmes plus ou moins
fortement diluées.

Duhot, dès fin mai 1911 (1), après avoir abandonné l'injection intraveineuse acide concentrée pour lui subs-

1. C'est la date dont fait foi l'examen de ses diverses publications successives et de leurs protocoles d'observations cliniques. Je donne d'ailleurs, ici, l'indication bibliographique très exacte des publications de Duhot d'après lesquelles la question peut être jugée. Pour certaines d'entre elles, dont je n'ai eu en mains que les tirages à part d'auteur, je donnerai les indications bibliographiques d'après ces tirages. Tous les travaux qui m'ont été adressés par l'auteur, soit spontanément, soit sur ma demande, sont cités ici :

ROBERT DUHOT. — 1. Le Hata ou préparation « 606 » de Ehrlich — dioxydiamido-arsénobenzol — dans le traitement de la syphilis, avec une note complémentaire. Nos premières expériences cliniques. *Tirage à part* des *Annales de la policlinique centrale de Bruxelles*, 1910 (publié en août), 8 pages [6 injections intramusculaires acides et *4 injections intraveineuses acides* CONCENTRÉES].

2. Premières notes sur 65 cas de syphilis traités par le « Hata » de Ehrlich. *Annales de la policl. centr. de Bruxelles*, X, 1910, n° 6 (publié en août), pp. 174-182. [6 Injections intramusculaires acides et *5 injections intra-veineuses acides* CONCENTRÉES.]

3. Technique des injections solubles de « 606 » de Ehrlich. *Ibidem*, X, 1910, n° 7 (publié en août 1910), pp. 193-198. [*Préconise les injections* INTRAMUSCULAIRES ACIDES CONCENTRÉES.]

4. 185 cas de syphilis traités par le « 606 » de Ehrlich. *Ibidem*. Tirage à part publié en octobre 1910, 20 pages. [*5 injections intraveineuses acides* CONCENTRÉES (les mêmes que précédemment).]

5. Statistique de 400 malades traités par le « 606 » de Ehrlich. *Ibidem*. Tirage à part publié en novembre 1910, 15 pages. [*Injections* INTRAMUSCULAIRES ACIDES CONCENTRÉES.]

6. Technik und Dosen der løslichen Einspritzungen « 606 » von Ehrlich. *München-chener mediz. Wochensch.*, LVII Jahrg., 18 oct. 1910, 2179-2180. [*Préconise les injections* INTRAMUSCULAIRES ACIDES CONCENTRÉES].

7. Technique des injections solubles de Ehrlich en préparation acide. *La Quinzaine thérapeutique*, XI, 10 nov. 1910, 419-422. [*Même remarque que précédemment.*]

8. La therapia sterilisans magna de Ehrlich est-elle réalisable dans le traitement de la syphilis par le salvarsan ? Janvier 1911. *Bruxelles, Impr. Alfred Dereume*, 31 pages. [*Même remarque que précédemment.*]

9. Du choix de la méthode dans le traitement de la syphilis par le salvarsan (606). Méthode intramusculaire. Méthode intraveineuse et indolore. *Annales de la policl.*

tituer successivement l'injection intramusculaire acide *
et l'injection intraveineuse alcaline, est arrivé, sur le conseil d'Ehrlich, à essayer, puis à utiliser systématiquement l'injection intraveineuse acide à forte dilution.
Le degré de dilution qu'il a donné à ses solutions correspond à celui des solutions diluées dont j'ai étudié la
toxicité et que j'ai employées chez l'homme (0,60 pour

centr. de Bruxelles, janvier 1911, n° 1, pp. 1-10. [*Préconise l'injection intraveineuse
alcaline.*]

10. La question du 606 au 4 décembre 1910. Communication faite à la Société
belge de Dermatologie. *Annales de la policl. centr. de Bruxelles*, XI, février 1911
n° 2, pp. 39-55. [*Préconise l'injection intraveineuse* ALCALINE *et surtout* L'INTRAMUS-
CULAIRE ACIDE CONCENTRÉE.]

11. Les modifications de la réaction de Wassermann pendant le traitement de la
syphilis par le salvarsan. *Ibid.*, mars 1911, n° 3, pp. 73-82.

12. Pathogénie de la fièvre après les injections intraveineuses de Salvarsan. *Ibid.*,
avril 1911, n° 4, 103-108.

13. Méthode des infusions intraveineuses acides à grande dilution dans le traitement de la syphilis par le salvarsan. Supériorité thérapeutique de la méthode acide.
— A propos du traitement abortif de la syphilis par le « 606 » ou salvarsan, 15 juin
1911. *Bruxelles, Impr. Alfred Dereume*, 24 pages. *Première publication de l'auteur
sur l'injection intraveineuse acide* DILUÉE.]

14. Notes complémentaires concernant la méthode des infusions acides intraveineuses de salvarsan. *Annales de la policl. centr. de Bruxelles*, XI, juin 1911, pp. 167-181.

15. Notes complémentaires sur le traitement de la syphilis par la méthode des
infusions acides intraveineuses de salvarsan à grande dilution basée sur 600 injections. Tirage à part du précédent mémoire, augmenté de notes diverses, août 1911.
Bruxelles, Impr. Alfred Dereume, 23 pages.

16. Considérations physiologiques et cliniques sur les infusions intraveineuses
acides de salvarsan basées sur 800 injections. *Annales de la policl. centr. de Bruxelles*, XI, septembre 1911, pp. 266-280. [Article contenant des inexactitudes au sujet de la genèse de la *méthode intraveineuse acide à forte dilution*, faciles à rectifier par l'examen des publications antérieures.]

17. Comment éviter les troubles circulatoires pendant les infusions intraveineuses
de salvarsan. *Ibidem*, pp. 280-284.

* L'injection intramusculaire acide avait déjà été employée antérieurement par W. Wechselmann, Erich Hoffmann et K. Taege.

400) et a même été souvent plus élevé encore. Aussi les symptômes consécutifs aux injections n'ont-ils rappelé en rien le tableau alarmant observé par l'auteur à la suite de ses premières injections de solutions concentrées et la méthode s'est montrée entre ses mains absolument dépourvue de nocuité. Duhot, contrairement à ce qu'il a avancé, n'a utilisé qu'après moi la méthode intraveineuse acide *à forte dilution*, ainsi que le prouve l'examen détaillé des publications successives, dont j'ai donné en note, avec une méticuleuse exactitude, les indications bibliographiques ; mais il a le grand mérite de l'avoir appliquée dans un nombre considérable de cas et d'avoir montré que son efficacité thérapeutique est supérieure à celle de la méthode alcaline (1'), même avec des doses moindres de salvarsan. En toute justice son nom ne doit donc pas être séparé du mien dans la genèse initiale de la méthode (1'').

1'. La supériorité thérapeutique de la méthode acide intraveineuse a été aussi soulignée par Spiethoff, dans les conditions où il l'a employée (solutions additionnées de petites quantités de soude). (Cf. *citation déjà faite du texte de l'auteur.*)

1''. Au moment où ce travail est sous presse, je reçois le numéro de décembre 1911 des *Annales de la Policlinique centrale de Bruxelles* (paru en 1912) contenant un article de Duhot intitulé « Notes d'observation et de pratique sur le traitement de la syphilis par le salvarsan (606). La méthode des infusions intraveineuses acides dans l'eau distillée » (pp. 359-386). Ce même article est reproduit, augmenté de quelques additions nouvelles, sous forme de tirage à part portant en titre « Traitement de la syphilis par le salvarsan (606). La méthode des infusions intraveineuses acides dans l'eau distillée. » (36 p. in-8°. Impr. Alfred Dereume, Bruxelles.)

Il est très intéressant de constater, dans ces publications, que l'auteur affirme l'*innocuité* et la grande *efficacité* thérapeutique de la méthode intraveineuse acide à forte dilution en les basant sur un nombre considérable de cas. Ayant pratiqué, chez 1.100 malades, plus de 4.200 injections de salvarsan, « dont 2.200 infusions intraveineuses acides », il écrit au sujet de la méthode : «... plus mon expérience

Cette méthode n'a pas toujours été appréciée juste-

augmente, plus je lui accorde *une supériorité thérapeutique sur la méthode alca-line.* »

« Dès le début de ma pratique du salvarsan, j'ai été frappé par le fait que le
« nombre des neurorécidives que je rencontrais après les injections acides était
« *excessivement restreint*, alors que les auteurs qui utilisaient la méthode alcaline
« en accusaient des cas relativement nombreux. » (Page 365 du numéro des *Annales*
et pp. 11 et 12 du tirage à part.)

« J'estime donc que les auteurs qui croient à la nécessité de l'alcalinisation et aux
« dangers de l'acidité ou de l'hypoalcalinité sont complètement dans l'erreur. »
(P. 19, tirage à part.)

Enfin, parmi ses conclusions générales, on lit :

« La méthode acide est inoffensive et nullement plus toxique que la méthode alca-
« line... La méthode acide *l'emporte* sur la méthode alcaline comme *efficacité thé-*
« *rapeutique.* » (P. 35 du tirage à part.)

Dans le procédé d'injection acide intraveineuse qu'il préconise actuellement
Duhot a d'ailleurs, ainsi que E. Eitner, Emery et Lacapère l'ont fait pour les solutions alcalines, remplacé la solution de salvarsan en milieu chloruré sodique par
une solution dépourvue de chlorure de sodium. Dans une lettre du 20 août 1911,
j'avais déjà attiré son attention sur l'intérêt que présentait, pour l'injection intraveineuse de salvarsan, la substitution à l'eau salée de *milieux achlorurés,* constitués par les solutions de glucose isotonique ou para-isotonique par exemple, dont
j'avais déjà parlé dans mon travail de novembre 1910 et qui m'avaient donné depuis
d'excellents résultats. Mais Duhot ne les a pas essayées, ne soupçonnant certainement pas les multiples avantages qui s'y attachent et sur lesquels j'insiste en détail
plus loin. Il a appliqué seulement la simple solution de salvarsan dans l'eau distillée,
à la dilution de 0 gr. 10 pour 30 cc., soit 0 gr. 60 pour 300 cc., dans l'idée, dit-il,
« que, la pureté de l'eau distillée, mise à part, *c'est le chlorure de sodium qui est*
« *la cause principale, non seulement de la fièvre, mais aussi des troubles mécani-*
« *ques et immédiats de l'infusion de salvarsan* » et que « *le NaCl augmente l'acti-*
vité de coagulation de la fonction phénolique OH du 606. Il a pu faire ainsi « une
« série de 100 infusions acides dans de l'eau distillée fraîche avec des doses variant
« *de 30 à 60 centigrammes, avec une suppression presque complète de la fièvre et*
« *sans voir survenir de phénomènes de congestion.* » (P. 371 du n° des *Annales* et
p. 18 du tirage à part. Mots en italiques soulignés par l'auteur.)

Bien qu'en effet, *dans certaines conditions,* le chlorure de sodium puisse, IN VITRO,
favoriser la précipitation des solutions d'albumine par le salvarsan, le précipité
formé en présence d'un *excès de sérum sanguin* par une petite quantité de solution
acide de salvarsan *diluée* présente des caractères identiques, qu'il soit produit par

ment par les auteurs qui l'ont utilisée : c'est qu'ils l'ont

une solution de salvarsan dans le NaCl à 5-6 %o ou par une solution de salvarsan dans l'eau distillée, ainsi que j'ai déjà eu l'occasion de le faire remarquer plus haut. Le pouvoir coagulant des groupements — OH des solutions acides diluées ne peut donc nullement être augmenté *in vivo* par la faible concentration en NaCl des solutions chlorurées sodiques faibles, en particulier dans les conditions physiologiques de l'injection intraveineuse acide où la lenteur de l'injection et la forte dilution des solutions injectées représentent deux facteurs susceptibles d'atténuer encore beaucoup l'action de présence, quelle qu'elle puisse être, du chlorure de sodium dans le mélange précipitant.

Si donc certains phénomènes réactionnels peuvent être atténués par la suppression du chlorure de sodium dans la solution injectée, ce n'est point par la diminution d'une action favorisante que celui-ci exercerait sur le pouvoir coagulant des — OH du salvarsan, mais par un tout autre mécanisme. Bien que, comme on le verra plus loin, l'injection intraveineuse acide en milieu achloruré (glucosé ou lactosé) soit toujours plus régulièrement indemne de phénomènes réactionnels consécutifs que l'injection en milieu chloruré (ce qui s'explique par un mécanisme spécial exposé plus loin), il est peu probable que, dans les cas de Duhot, la disparition des phénomènes de congestion soit due uniquement à la suppression du chlorure de sodium ; peut-être la nouvelle série de résultats de cet auteur est-elle explicable plutôt par l'emploi de doses de salvarsan plus faibles que dans ses séries antérieures, par une plus grande lenteur d'injection, etc. Quoi qu'il en soit, même si la suppression du chlorure de sodium intervient réellement, c'est certainement par un mécanisme différent de celui indiqué par Duhot.

Qu'il me soit permis maintenant de rectifier brièvement diverses assertions inexactes de Duhot : « C'est en août 1910, écrit l'auteur, que j'ai publié mes premières expériences d'infusions intraveineuses acides, établissant ainsi de façon incontestable la priorité de ma méthode... L'obligation de n'utiliser qu'une solution alcaline était considérée comme un dogme. C'est contre cette idée absolument fausse que j'ai voulu réagir, en faisant tomber un préjugé qui ne reposait que sur une théorie mal comprise... Mes premières infusions intraveineuses acides avaient été faites à doses assez concentrées et l'innocuité de la méthode avait été ainsi établie d'emblée... Plus de trois mois après ma communication, le 7 novembre 1910, Fleig, au courant de l'innocuité de mes premières injections intraveineuses acides, publia un travail où la méthode était étudiée surtout au point de vue de ses réactions physiologiques et chimiques... En mai 1911, je publiai la relation de 110 malades injectés par 160 infusions intraveineuses acides... » (pp. 368 et 369 du n° des *Annales* et p. 16 du tirage à part.)

Duhot, qui, le 20 novembre 1911, m'écrivait « *j'appellerai dorénavant notre mé-*

trop souvent jugée d'après les résultats obtenus avec des

thode (d'injection intraveineuse acide à forte dilution) « *Méthode Duhot-Fleig* » paraît ainsi avoir quelque peu changé d'idée ! Qu'on me permette de souligner simplement les points suivants, dont on peut facilement vérifier l'exactitude en se reportant aux publications de l'auteur: [Voir note précédente sur leurs indications bibliographiques (articles numérotés de 1 à 17).]

1° En fait d' « infusions intraveineuses acides », Duhot n'a publié en août 1910 que 5 cas d'injections de solutions *très concentrées* (0 gr. 50 à 1 gramme pour 30 cc avec alcool méthylique comme solvant préalable), les deux premiers de ces cas ayant été injectés les 3 et 4 août 1910, ainsi que le prouve la comparaison des protocoles d'observation des articles n° 2 (pp. 181 et 182) et n° 15 (p. 21).

2° En raison du tableau « impressionnant » consécutif à ces injections, qui étaient loin de paraître inoffensives, Duhot renonce à la méthode intraveineuse acide et préconise successivement les injections *intramusculaires* acides (articles n° 3, 4, 5, 6, 7 et 8, parus d'août à janvier 1911), intraveineuses *alcalines* et de nouveau *intramusculaires* acides (articles n° 9 et 10; janvier et février 1911). Il n'avait donc, à cette époque, nullement établi l'innocuité de la méthode des injections intraveineuses acides à forte dilution, dont il n'avait alors jamais parlé.

3° Il n'est question de cette dernière que dans ses articles n° 13, 14, 15 et suivants, dont le premier paraît en *juin 1911*. De plus, d'après ses protocoles d'observation eux-mêmes, ses deux injections intraveineuses les plus anciennes de solutions acides à forte dilution ne remontent qu'à *fin mai 1911*.

4° Or, en novembre 1910, j'avais publié mes premiers résultats concernant la méthode intraveineuse acide à forte dilution, que j'avais appliquée chez l'homme pour la première fois le 12 septembre 1910 (d'ailleurs sans avoir connaissance à cette époque de ses cinq injections intraveineuses de solution acide concentrées) : ma publication était donc antérieure de sept mois à la sienne.

5° Sans vouloir diminuer en rien le mérite de Duhot, auquel, on l'a vu, j'ai su rendre parfaitement justice au cours de ce travail, j'ai le regret de constater que dans les derniers articles de l'auteur sont émises des assertions inexactes et non conformes aux faits initialement publiés par lui-même.

6° A l'inverse de ce que veut bien penser Duhot, je n'ai point commis « une erreur » en conseillant de diluer fortement les solutions acides pour l'injection intraveineuse et, loin de méconnaître, comme il le croit, la relation possible entre l'activité thérapeutique des solutions et leur degré de dilution, j'avais, dès mes premières publications, de bonnes raisons d'admettre l'existence d'une telle relation. J'ai même écrit textuellement : « Si la dilution est un facteur abaissant la toxicité, il ne faut cependant pas les pousser à l'excès : en effet, *l'activité thérapeutique*, ainsi que je l'ai montré, est en relation dans une certaine *mesure avec l'insolubilisation initiale du 606 injecté*, et celle-ci est à son tour en rapport direct avec la

solutions insuffisamment diluées (1'''). Milian, après avoir
fait mention des recherches de Duhot et des miennes,
écrit dans son petit livre fort intéressant sur le « Trai-

durée de séjour du produit dans l'organisme et en rapport inverse avec sa vitesse
d'élimination.; une trop forte dilution, permettant une solubilisation trop rapide du
précipité et un séjour trop peu prolongé du composé arsenical dans les tissus,
diminuerait donc dans de trop fortes proportions l'activité thérapeutique. Aussi
est-il bon, dans le cas du 606, de ne pas dépasser le taux de dilution de 0 gr. 60
pour 500 cc., afin de ne point faire perdre à l'organisme le bénéfice de la *condition
heureuse* que représente en somme la *précipitation initiale*. » (C. Fleig. Sur la
nocuité comparée des solutions acides concentrées et diluées d'arsénobenzol, etc.
Loc. cit.). Et à la suite de ce passage, j'ajoutais, en note : « Ces faits expliquent
que les solutions alcalines aient une activité moins grande que les solutions acides. »
Je me vois ainsi dans l'obligation de souligner que Duhot donne improprement
comme lui étant personnelle l'explication de la plus grande activité des solutions
acides par leur précipitation intense *in vivo*.

7° Enfin, je relève dans son dernier article une contradiction en ce qui concerne
l'application qu'il dit avoir faite chez l'homme de la méthode d'injection intraveï-
neuse insoluble de dioxydiamidoarsénobenzol que j'ai étudiée en 1910 chez l'animal.
(J'annonçais alors mon intention de l'utiliser à la première occasion chez l'homme,
ce que je fus amené à faire peu de temps après : voir plus loin « Toxicité des préparations neutres ».) Duhot écrit (p. 367 du numéro des *Annales* et p. 14 du tirage
à part) : « Fleig avait posé théoriquement la question de savoir s'il était possible
« d'injecter la dose précipitée du salvarsan en solution neutre. Les expériences qu'il
« avait faites sur les animaux semblaient concluantes. Dans les *Annales de la Poli-*
« *clinique centrale* (septembre 1910), je cite le cas du premier malade qui, inten-
« tionnellement, reçut de cette façon, dans mon service, *une série d'injections* sans
« aucun inconvénient. » — Or, dans le numéro en question, on lit simplement :
« J'ai été amené moi-même à faire une fois *une injection* intraveineuse *partielle-*
« *ment précipitée* et sans le moindre inconvénient pour le malade. » (P. 279).

1'''. Au moment où ce travail est sous presse, je prends connaissance d'une note
toute récente de M. Leredde à la *Société de Thérapeutique*, intitulée : « L'injection du 606 en solution acide ne présente aucun avantage sur l'injection en solution
alcaline. » (Séance du 28 février 1912, pp. 109-111.) On trouvera la critique de son
opinion dans une communication que j'adresse à la même Société, portant pour
titre : « Sur la méthode des injections intraveineuses acides de 606 à forte dilution,
au sérum artificiel ordinaire et au sérum achloruré glucosé ou lactosé. (A propos
d'objections de M. Leredde). »

tement de la syphilis par le 606.» que je le remercie d'a-
voir bien voulu m'offrir : « Je ne vois, pour ma part, théo-
« riquement aucune objection à faire à cette méthode.
« Je ne crois guère à l'acidité, comme facteur de toxi-
« cité, malgré ce qu'on a pu dire, car les accidents qu'on
« a mis sur le compte de l'acidité ou de l'hypo-alcalinité
« s'observent aussi bien avec des solutions hyperalca-
« lines. Il suffit, pour ne pas les provoquer, de diluer
« suffisamment le sel... Le sel acide est plus caustique
« que le sel alcalin et *les thrombroses veineuses sont ex-*
« *trêmement fréquentes avec ces solutions acides* ; pour
« y remédier, il faut diluer le sel... et il n'est pas sans
« inconvénient d'injecter dans les veines une aussi
« grande quantité de sérum artificiel, soit en moyenne
« 400 centimètres cubes (1). » Autre part, il écrit encore,
à propos des accidents de thrombose veineuse consécutifs à certaines injections alcalines : «On peut affirmer
«. que l'alcalinité n'est pas le facteur véritable de la throm-
« bose. En effet, j'ai fait des injections hyperacides en
« employant simplement le salvarsan dans le sérum arti-
« ficiel, ainsi que le conseille Fleig ; c'est une solution hy-
« peracide puisqu'il s'agit d'un dichlorhydrate. Cette solu-
« tion acide fait des thromboses veineuses à tous coups,
« beaucoup plus sûrement qu'une solution alcaline...»
— J'interromps ici la citation pour faire remarquer que la
solution, très diluée, que j'ai proposée, ne fait au contraire
jamais de thromboses et que la dernière phrase de Mi-

1. G. MILIAN. Traitement de la syphilis par le 606. (Précautions et doses),
décembre 1911. Paris. *J.-B. Baillère* (« *Actualités médicales* »), 96 pages
(citation pp. 76-77)

lian ne correspond certainement pas à sa pensée et ne s'applique qu'aux solutions concentrées ; il suffit d'ailleurs de continuer la citation pour se rendre compte que la phrase en question n'est qu'un lapsus : « Ce n'est « donc pas, termine Milian, le facteur alcalinité ou le « facteur acidité qu'il faut invoquer ; le facteur à invo- « quer c'est le facteur *causticité* ; une solution très al- « caline ou une solution très acide sont des solutions « caustiques, et il suffit pour combattre le facteur caus- « ticité de *diluer suffisamment la solution*. L'expérience « m'a montré qu'en employant une solution à 1 centi- « gramme pour 4 centimètres cubes et demi (1) de sé- « rum artificiel, on évite, à coup sûr, la thrombose vei- « neuse (2). »

En somme, Milian ne fait pas d'objection à la méthode, autre que celle de la quantité élevée de liquide à injecter ; d'après une communication qu'il m'a faite dans une lettre du 21 novembre 1911, il avait pratiqué à cette époque une trentaine d'injections intraveineuses acides à la dilution qu'il indique. Il me paraît certain que s'il avait opéré avec des *dilutions plus fortes,* sans voir un inconvénient à la masse de liquide injectée, la méthode aurait été de sa part l'objet d'une application

---

1. C'est-à-dire une dilution à 0 gr. 60 pour 270 cc., donc déjà très inférieure à celle que j'ai préconisée.

2. Milian. Précautions nécessaires à l'administration du « 606 ». *Société médicale des Hôpitaux de Paris*, 21 novembre 1911. Précautions à prendre pour les injections de « 606 ». *La Quinzaine thérapeutique*, XII, 10 janvier 1912, pp. 507-510. (Reproduction partielle de l'article précédent.) (Citation pp. 507-508.)

beaucoup plus étendue que celle qu'il en a faite.

A. Bayet, au cours de la *Discussion* qui a suivi sa communication à l'*Académie de médecine de Belgique* sur le « Traitement de la syphilis par l'arsénobenzol », a dit de son côté : « Nous avons même injecté des solu-
« tions tout à fait acides qui ont été très bien suppor-
« tées, tout aussi bien que des solutions alcalines. — J'ai
« fait environ cent injections acides... et cela sans avoir
« d'accidents. L'injection est un peu moins bien sup-
« portée, et le procédé n'est pas à recommander, mais
« au point de vue de sa tolérance, on peut dire qu'il n'y
« a pas d'accidents graves (1).» — Il est probable que, de même que Milian, Bayet n'a pas employé des solutions suffisamment diluées. Aux doses thérapeutiques, celles-ci ont néanmoins « été très bien supportées ».

Les médecins de l'hôpital d'Orléans, qui ont employé en injections intraveineuses très lentes la solution acide à 0 gr. 60 pour 300 centimètres cubes (aux doses de 0 gr. 50 de salvarsan), l'ont trouvée sans nocuité (d'après les renseignements fournis au Directeur de la Compagnie parisienne des couleurs d'aniline par M. Cochinal, qui préparait les solutions).

Divers auteurs, tels que Hahn, Seeliger, Rihl, Doerr, Weintraud qui ont employé des solutions acides convenablement diluées n'ont pas non plus observé d'accidents et ont obtenu d'excellents effets thérapeutiques.

Lévy-Bing et Durœux, avec des solutions acides à

---

1. A. BAYET. Le traitement de la syphilis par l'arsénobenzol. *Bulletin de l'Académie royale de médecine de Belgique* (IVe sér.), XXV, séance du 28 octobre 1911, p. 777-796. *Discussion*, pp. 796-801. (Citation, p. 797.)

0 gr. 30-0 gr. 40 pour 300 injections dans les veines, ont constaté des phénomènes réactionnels un peu plus marqués qu'avec les solutions alcalines et surtout qu'avec les suspensions neutres, mais aucune action toxique à proprement parler, et ils écrivent : « Contrairement aux « prévisions des biochimistes, l'introduction lente dans « le sang de solutions acides de salvarsan suffisamment « diluées ne donne lieu à aucun des accidents auxquels « on était en droit de s'attendre : congestions, throm- « boses, embolies, syncopes » (p. 7) (1).

Enfin, tout récemment, au cours de la discussion relative à une communication que j'ai adressée à la *Société de thérapeutique*, P.-L. Tissier formulait l'opinion suivante : « J'ai, depuis cinq mois, employé chez 17 ma- « lades les injections intraveineuses acides ; elles me « paraissent présenter les avantages suivants : grande « simplicité de préparation du liquide à injecter ; action « curative plus rapide sur les lésions objectives et, s'il « est permis d'en juger sur le petit nombre de nos « observations, action plus favorable sur l'évolution « même de la maladie. Elles ne provoquent pas plus « souvent que les injections alcalines et surtout hyper- « alcalinisées de phlébite pariétale segmentaire. Enfin, « contrairement à ce qui se pose avec ces dernières, « elles ne masquent pas les phénomènes d'intolérance « qui peuvent survenir : c'est ainsi qu'au cours même

1. Les résultats de A. LÉVY-BING et Louis DUROEUX sont mentionnés dans le travail suivant : Les injections intraveineuses de dioxydiamido-arsénobenzol en suspension aqueuse. *Annales des maladies vénériennes*, VII; décembre 1911, 915-936.

« de l'injection on est averti, par l'examen du visage et
« par les sensations subjectives éprouvées par le patient
« (bouffées de chaleur, battements, bourdonnements
« d'oreilles, sensation de tension céphalique, etc.), que
« l'on ne doit pas forcer la dose. » (Séance du 14 février
1912.) — Il est probable que les dilutions employées par
l'auteur étaient encore relativement insuffisantes (1).

Conclusions sur l'intérêt thérapeutique de la méthode intraveineuse acide à forte dilution et sur l'importance générale de la dilution en thérapeutique intraveineuse.

En somme, de l'ensemble des observations des auteurs et des miennes propres, je crois être autorisé à
conclure que les solutions acides convenablement di-

1. Dans leur ouvrage sur le « traitement de la syphilis » (Maloine,
Paris), Paul-L. Tissier et Paul Blondin écrivaient déjà, après deux mois
de pratique de l'injection intraveineuse acide : « L'injection a été bien
« supportée, elle n'a donné lieu jusqu'ici à aucun trouble et elle nous a
« paru fournir des résultats supérieurs à l'injection alcaline. » (P. 388.)

Dans un article intitulé : « Les accidents attribués au salvarsan sont
presque toujours imputables à des fautes de technique » (*Le médecin
praticien*, VII, 6 déc. 1911, pp. 773-774), Tissier écrit encore : « Les nombreuses observations de Duhot, de Spiethoff, de Fleig, ont montré que
l'addition de soude était loin d'être indispensable. Notre expérience, qui
ne remonte, sur ce point, qu'à trois mois, nous porte à préférer, de plus
en plus, les solutions acides, en raison de leur innocuité et, aussi, de leur
plus grande efficacité. » (P. 774).

Ces conclusions générales sont aussi celles auxquelles arrive O. Platón,
dans un tout récent article, qui paraît au moment de la correction des
épreuves du présent travail. (*Revue de vulgaris. des Sciences méd.*, V,
mars 1912, 27-31.)

luées restent, en injection intraveineuse, absolument sans nocuité et, aux doses thérapeutiques, ne sont en aucune façon plus dangereuses que les solutions alcalines. Leur innocuité se manifeste non seulement au point de vue de leur action générale, mais aussi au point de vue de leur action locale sur la paroi veineuse. Divers auteurs ont bien, il est vrai, insisté — et à juste raison — sur l'action irritante directe des solutions acides vis-à-vis des tissus en général et plus particulièrement de l'endothélium vasculaire.

Jean et Lucien Camus ont mis en évidence cette action au niveau de l'œil et des vaisseaux de l'oreille du lapin (1).

Gaucher a pu écrire : « Le 606 nous est apparu comme une substance irritante pour la plupart des tissus (épithéliums et endothéliums surtout (2). »

Mais, ainsi qu'il a été dit plus haut, cette action caustique ne s'exerce à un degré notable que pour les solutions concentrées. De plus, pour le cas de l'injection intraveineuse, si celle-ci est faite sans faute de technique (c'est-à-dire si l'aiguille se trouve convenablement introduite dans la lumière de la veine), elle ne peut entrer en jeu, la substance injectée étant immédiatement balayée et diluée à nouveau encore par le courant sanguin. Enfin, ainsi que l'ont parfaitement établi les recherches de K. Martius, appuyées par certaines obser-

---

1. *Loc. cit.*, p. 69.

2. Gaucher. Sur la valeur comparée de l'arsenic organique et du mercure dans le traitement de la syphilis. *Bull. Acad. méd.* (3ᵉ sér.), LXIV, 15 novembre 1910, 264-324 (citation p. 267.)

vations de Balzer et d'autres, elle se produit aussi bien
avec les solutions alcalines qu'avec les solutions acides (1).

Ainsi s'affirme de mieux en mieux le bien-fondé de
la méthode intraveineuse acide à forte dilution et se
souligne de plus en plus nettement l'opinion erronée
des auteurs qui, à la suite de l'emploi de solutions acides concentrées et de la constatation des troubles graves
ou mortels consécutifs, se sont crus autorisés à bannir
complètement de la pratique l'injection intraveineuse
acide ou même à déconseiller formellement l'injection
intraveineuse en général, acide ou alcaline.

Fraenkel et Grouven écrivent par exemple :

« In jedem Falle haben wir von der weiteren Benutz-
« ung der intravenœsen Einspritzungen Abstand ge-
« nommen und glauben auch, dass die weitaus grœs-
« sere Mehrzahl der Aerzte den gleichen Weg einschla-
« gen und von der Verabfolgung des Mittels in die
« Blutbahn absehen wird. » (*Loc. cit.*, p. 1772.)

---

1. K. MARTIUS. Ueber die lokalen Wirkungen von Ehrlich-Hata 606
(Salvarsan) am Orte der Injektion. *Münchener medizinische Wochenschrift*, LV Jahrg., 20 et 27 déc. 1910, pp. 2678-2683 et 2768-2770. — Je cite
les conclusions les plus importantes de l'auteur (pp. 2769-2770) :

« *In jedem Falle* von subkutaner oder intramuskulærer Injektion des Arseno-
« benzols Ehrlich-Hata 606, GLEICHGÜLTIG IN WELCHER LŒSUNG, FORM ODER DOSIS,
« fanden wir ausgedehnte Nekrosen im Bereich der Injektionsstelle.

« Alle mit dem Mittel in direkte Berührung kommenden Gewebe (Bindegewebe,
« Fettgewebe, Muskel, Gefæsse und Nerven) werden vollstændig nekrotisch.

« Die Nekrosen der Gefæsswænde führen regelmæssig zu Thrombosierungen der
« Gefæsse im Bereich der Injektionmasse.

« In einem Fall von Exitus 5 Stunden nach der intravenœsen Injektion des Mit-
« tels bei schwerem Herzfehler fanden sich an den zur Injektion benutzten Venen
« keine Thrombosen und auch mikroskopisch keine Veraenderungen der Wand. »

Hering conclut des essais expérimentaux que j'ai
cités :

« Ohne auf weitere Angaben aus der Literatur über
« die Verwendung der sauren Lœsung von « 606 » beim
« Menschen einzugehen, halte ich mich auf Grund mei-
« ner experimentellen Erfahrung für verpflichtet, vor
« der *intravenœsen Injektionen der sauren Lœsung des*
« *Ehrlischen Mittels beim Menschen entschieden zu*
« *warnen.* » (*Loc. cit.*, p. 2621.)

Enfin, on se rappelle la conclusion de Miessner,
« *dass für die wichtige Wirkung des Salvarsans ledig-*
« *lich seine ausfœllende Eigenschaft in saurer Lœ-*
« *sung verantwortlich zu machen ist. Bei der Verwend-*
« *ung des Salvarsans ist deswegen stets für eine*
« *ausreichende Alkalisierung Sorge zu tragen.* » (*Loc.*
cit. p. 493.)

D'où les formules trop exclusives érigées en dogme
par quelques auteurs français et adoptées trop aveu-
glément, sans esprit critique, par la plupart de nos
médecins :

« Pour l'injecter dans les veines, il faut transformer
la solution acide en solution alcaline. » (Leredde) (1).

« La solution alcaline seule peut être administrée en
injections intraveineuses. » (E. Emery) (2).

Enfin, il est certain qu'on ne peut, à la lumière des
résultats obtenus par la clinique et par l'expérimenta-

1. Leredde. Technique des injections intraveineuses d'arsénobenzol.
Presse médicale, 16 septembre 1911, p. 739.

2. E. Emery. Traitement de la syphilis par le dioxydiamidoarsénobenzol, 1911. Paris, Doin, 196 pages. (Citation, p. 9.)

tion, se ranger à l'opinion de Bardet, qui voit dans l'injection intraveineuse elle-même un procédé dangereux
dans le cas du salvarsan.

« L'action du salvarsan pour être sûre, écrit Bardet,
« exige l'emploi d'injections intraveineuses : or c'est
« là, on ne s'en méfie pas assez, un procédé dangereux
« au premier chef et que beaucoup ont le tort de con-
« sidérer comme banal (1). »

Discutant la communication de mes résultats à la *Société de thérapeutique*, le distingué secrétaire général
ajoute encore : « Il est évident que la dilution des solu-
« tions permet de les faire supporter par le sang, mais je
« me demande si l'exagération du volume à injecter n'est
« pas un nouvel inconvénient. Il me semble qu'au point
« de vue pharmacodynamique, le seul auquel je puisse
« me placer, on a avantage à utiliser des solutions con-
« venablement neutralisées. On a objecté le danger d'une
« mauvaise préparation des solutions neutres, c'est évi-
« dent, mais ce sera toujours là le défaut de la méthode
« des injections intraveineuses, méthode dangereuse
« quoi qu'on dise, et qui est certainement la cause de
« plus d'un des accidents signalés, bien plus que le mé-
« dicament lui-même. Le traitement d'Ehrlich restera
« une méthode qui demandera à n'être employée que
« par des personnes autorisées, tant qu'on n'aura pas
« trouvé un mode plus facile d'administration du mé-
« dicament. On utilise couramment, aujourd'hui, l'injec-

---

1. G. BARDET. Les accidents de la salvarsanothérapie. *Bulletin général de thérapeutique*, CLXII, 15 nov. 1911, 637-691. (Citation, p. 691.)

« tion rectale pour les sérums antitoxiques, je souhaite
« que les essais pratiqués dernièrement dans ce sens
« pour le salvarsan donnent des résultats (1). »

Je m'associe de mon côté au même souhait, mais j'ai
bien des raisons de croire — pour ne pas dire « d'être certain » — qu'il ne se réalisera pas ! La conception même
du mécanisme de l'action » chimiothérapique » telle
que l'a formulée Ehrlich implique la nécessité de la présence dans le sang ou les tissus d'une dose initialement
massive de la substance tréponémicide. Or étant données la nature chimique du salvarsan et les réactions
de précipitation qu'il donne au contact des tissus, étant
donnés les résultats exposés à la fin de ce mémoire sur
la précipitation des solutions acides et des solutions
alcalines en injections intrapéritonéales, je suis en droit
de penser que des solutions alcalines injectées dans
le rectum ne seraient absorbées qu'en minimes quantités (leur précipitation se faisant soit sous l'influence de
CO_2, soit sous l'influence de leur contact avec la mu-
queuse) et que des solutions acides le seraient à un degré beaucoup plus faible encore. Une absorption notable ne pourrait avoir lieu que pour le cas de solutions
fortement hyperalcalinisées, qui donc seraient certainement fort mal tolérées localement. L'injection intra-
rectale paraît donc *a priori* un bien mauvais moyen
pour arriver au but cherché la « Therapia sterilisans
« magna », « absoluta » ou simplement « fere absoluta ».

1. G. BARDET. *Bulletin de la Société de thérapeutique*, XVII, (4ᵉ sér.),
séance du 14 février 1912, pp. 88-89.

L'injection intraveineuse au contraire réalise le moyen idéal pour atteindre le but et c'est elle avant tout qu'il faut développer en cherchant à la rendre aussi peu nocive que possible. Il est certain que, pour être faite sans faute de technique, elle nécessite un certain apprentissage ; la règle de prudence consiste donc seulement à la déconseiller aux seuls inexpérimentés et non à la bannir en principe.

Quant à la quantité de liquide à injecter, une fois la veine ponctionnée et l'aiguille bien en place, je ne vois physiologiquement parlant, aucun inconvénient à la porter à 400 ou 500 centimètres cubes au lieu de 200 ou 250 seulement. Cette affirmation est basée sur les résultats des observations personnelles nombreuses que j'ai pu faire au cours de mes travaux antérieurs sur des injections intraveineuses de sérums artificiels. *Si le praticien avide de gagner du temps, cherche à la réduire de plus en plus, qu'il sache bien que, même dans le cas d'injections alcalines, ce sera, plus souvent qu'il ne croit, au détriment du malade, et que, dans bien des cas, des accidents graves — quelquefois mortels — sont survenus qui auraient pu être à coup sûr évités par l'emploi de solutions plus largement diluées.*

La pratique de l'injection de solutions faiblement diluées ne pourrait, à la rigueur, se défendre qu'à la condition de pratiquer les injections avec une lenteur extrême, de façon à ne pas faire pénétrer dans le sang une quantité déterminée de 606 à une vitesse supérieure à la vitesse suivant laquelle elle y pénétrerait dans le cas de solution très diluée. Mais on conçoit facilement qu'une telle lenteur d'injection serait difficile à obtenir en pratique et que le prurit d'aller vite pousserait trop souvent l'opérateur à dépasser la faible vitesse exigée pour l'innocuité.

Bon nombre de cas de mort, survenus soit quelques heures après l'injection, soit au bout de quelques jours ou d'une ou deux semaines, et qui ont été, sans grand discernement, rapportés à toute autre cause qu'à une action de l'injection ou inversement à la toxicité propre du salvarsan lui-même, s'expliquent, à la lumière des notions précédentes, par l'effet nocif de la concentration des solutions employées. Il est d'ailleurs regrettable que les auteurs qui ont signalé des cas de mort n'aient souvent pas indiqué exactement la nature de la solution utilisée ni la technique suivie pour l'injection. En examinant les observations de certains de ces cas, on lit que les malades ont succombé soit à des affections bénévolement interprétées comme intercurrentes, tantôt pulmonaires, tantôt nerveuses, soit inversement à une intoxication arsenicale proprement dite. En réalité, l'autopsie montre le plus souvent des lésions qui se rapprochent parfaitement de celles que j'ai décrites comme consécutives aux injections trop concentrées. (L'œdème pulmonaire, en particulier, est noté de façon à peu près constante.)

Bien que l'hypertoxicité par excès de concentration des solutions soit beaucoup plus marquée pour les solutions acides que pour les solutions alcalines, les remarques précédentes s'appliquent cependant aussi à ces dernières, car, ainsi que je l'ai montré et le développerai plus loin, les solutions alcalines produisent encore au contact du sang un certain degré de précipitation. Même si cette précipitation est faible, le facteur de nocuité mécanique peut être invoqué comme ayant *amorcé* des lésions à échéance ultérieure fatale, lésions dont la production est certainement facilitée aussi par l'action chimique nocive des solutions concentrées.

Dans ces conditions, on comprend très bien que pour des solutions simplement de concentration moyenne, des lésions pulmonaires minimes initialement produites par l'injection puissent ne s'accompagner d'aucun accident grave chez des sujets suffisamment résistants, mais constituer au contraire un foyer d'appel chez d'autres individus en état de miopragie locale ou générale.

En résumé, si l'injection intraveineuse est le procédé qui s'impose de la façon la plus formelle pour la réalisation d'une thérapeutique active, la dilution des solutions, en particulier celle des solutions acides (20 à 30 fois plus toxiques concentrées que diluées) représente une des conditions les plus rigourcusement indispensables pour assurer l'innocuité de l'injection.

Cette dilution ne doit cependant pas être poussée au delà des limites que j'ai indiquées, car l'*activité thérapeutique*, ainsi que je l'ai antérieurement montré, *est en relation dans une certaine mesure avec l'insolubilisation initiale du 606 injecté, et celle-ci est à son tour en rapport direct avec la durée de séjour du produit dans l'organisme et en rapport inverse avec sa vitesse d'élimination* (1); *une trop forte dilution, permettant une solubi-*

1. Ces faits expliquent que les *solutions alcalines* aient une *activité thérapeutique moins grande que les solutions acides :* dans leur cas, en effet,

lisation ultérieure trop rapide du précipité et un séjour trop peu prolongé du composé arsenical dans les tissus, diminuerait donc dans de trop fortes proportions l'activité thérapeutique. Aussi est-il bon, dans le cas du salvarsan, de ne pas dépasser le taux de dilution de 0 gr. 60 pour 500 centimètres cubes, afin de *ne point faire perdre à l'organisme le bénéfice de la condition heureuse que représente en somme la précipitation initiale.*

Recherches personnelles sur la toxicité des solutions biacides en milieu sucré

La seconde série de recherches que j'ai faites sur les solutions biacides se rapporte aux solutions effectuées en milieu sucré, glucosé ou lactosé, isotonique ou plus ou moins hypertonique par rapport au sérum sanguin.

Données physiologiques et thérapeutiques générales sur les sérums achlorurés sucrés

En vue d'éviter, chez les malades dont les reins et le système cardio-vasculaire ne sont pas absolument normaux, les accidents de rétention chlorurée possibles à la suite des injections de sérum artificiel ordinaire, j'avais proposé, depuis quelques années, de substituer à ces dernières des solutions sucrées, isotoniques ou hypertoniques, que j'ai globalement désignées sous le terme de

l'insolubilisation dans le sang n'existe qu'à un *plus faible degré* que pour les solutions acides, et l'*élimination de l'arsenic*, ainsi que je l'ai observé, est *beaucoup plus rapide.*

« sérums artificiels achlorurés, glucosés ou lactosés » (1). Des recherches expérimentales et cliniques m'ayant montré tout l'intérêt pratique et l'importance thérapeutique qui s'attachait à la question, j'ai appliqué les sérums achlorurés pour l'injection intraveineuse de diverses substances médicamenteuses habituellement injectées dans de l'eau salée. Pour le cas spécial de l'injection de salvarsan, ces sérums présentent vis-à-vis du sérum chloruré des avantages considérables. Mais pour bien mettre ces dernières en lumière, je dois d'abord rappeler leurs principales propriétés et indications générales, ainsi que je les ai récemment exposées dans un article synthétique (2).

Au point de vue de leur tolérance par l'organisme, les sérums achlorurés isotoniques se montrent *moins toxiques encore que les sérums artificiels minéraux*. De toutes les substances connues, le glucose est même de beaucoup la moins toxique (beaucoup moins toxique que le chlorure de sodium).

---

1. *Sérum glucosé* { Glucose crist. pur . . . . . . 47 gr.
   isotonique { Eau dist. q. s. p. . . . . . . 1.000 cc.

(Pratiquement, on peut prendre 45 gr. au lieu de 47 gr.)

Sérum lactosé { Lactose crist. pur . . . . . 92 gr. 5
   isotonique { Eau dist. q. s p. . . . . . . 1.000 cc.

(Pratiquement, on peut prendre 90 gr. au lieu de 92 gr. 5).

Sérums glucosés { Glucose crist. pur . . . . . . de 100 à 300 gr.
   hypertoniques { Eau dist. q. s p. . . . . . 1.000 cc.

Sérums lactosés { Lactose crist. pur . . . . . . de 100 à 300 gr.
   hypertoniques { Eau dist. q. s. p. . . . . . . 1.000 cc.

Voir au début de ce travail (p. 10) les indications bibliographiques relatives aux sérums sucrés.

2. CHARLES FLEIG. Sérums artificiels et médicamenteux d'application pratique. Définitions, formules et principales propriétés. *Loc. cit.*

Ils ont une *action diurétique* beaucoup plus marquée que celle des sérums minéraux isotoniques ; dans le cas du sérum glucosé, la diurèse, bien que *plus active qu'avec le sérum chloruré*, s'accompagne en outre, ainsi que je l'ai démontré, d'un *travail rénal beaucoup moindre*, le glucose étant utilisé par l'organisme (fixation partielle et passagère dans le foie, utilisation par les muscles et élimination sous forme d'eau et de CO_2 presque en totalité par les poumons et la sueur).

Leur **action diurétique** peut aider, **par lavage des** tissus, à *l'élimination de produits organiques chimiquement toxiques ou de sels minéraux physiquement nocifs* (élimination des chlorures dans un organisme en état de rétention chlorurée et diminution des œdèmes).

Les sérums glucosé et lactosé représentent pour l'organisme un apport *nutritif* important.

Ils ont enfin des propriétés *cardiotoniques*, le glucose constituant en particulier un excellent aliment pour le cœur aussi bien que pour les muscles.

Les sérums **achlorurés hypertoniques** ont une action diurétique beaucoup plus intense encore que les sérums achlorurés isotoniques. Il s'agit ici, non plus d'une diurèse par lavage, comme dans le cas précédent, mais d'une **diurèse par déshydratation tissulaire**, due à l'attraction dans le sang de l'eau des tissus sous l'influence de l'excès de concentration moléculaire réalisé par l'injection intraveineuse de la solution hypertonïque.

Cette déshydratation a pour résultat un certain degré de *désimprégnation* des tissus au point de vue des substances toxiques organiques ou minérales qu'ils peuvent retenir, et en conséquence une certaine *action antitoxi-que*, qu'on peut expérimentalement démontrer, vis-à-vis par exemple des substances injectées simultanément (bromures, iodures, etc.) (1).

Les sérums glucosé et lactosé hypertoniques possè-dent enfin la même action *nutritive* et *cardiotonique* que les sérums isotoniques ; ils sont de plus nettement *hy-pertenseurs*.

Au point de vue de l'emploi général des sérums achlorurés, les *sérums glucosés* m'ont paru devoir être préférés, car le *glucose* représente le *sucre le plus phy-siologique de l'organisme* et c'est celui qui est le mieux utilisé.

La caractéristique des sérums sucrés est de n'appor-ter *aucune surcharge saline* à l'organisme, qu'ils arri-

1. En ce qui concerne le *cas spécial de l'anesthésie*, l'intérêt des injec-tions de sérum glucosé, isotonique ou mieux hypertonique, est multiple, ainsi que je l'ai montré : ces injections *diluent* l'anesthésique restant dans l'organisme, augmentent sa *désimprégnation* des tissus, par suite de la diurèse abondante qu'elles provoquent, atténuent en conséquence ses manifestations secondaires possibles et donnent lieu à un réveil plus ra-pide ; elles ont de plus un effet *toni-cardio-vasculaire* qui s'oppose à l'abais-sement de pression et au collapsus post-anesthésique et une *action nutri-tive* qui peut être des plus utiles. Au point de vue de l'action nutritive, le *lévulose* serait probablement la meilleure forme de sucre à employer ; malheureusement le prix élevé de ce produit le rend peu maniable. En tout cas, l'action nutritive des sucres en question augmente tout spécia-lement *l'activité du foie* qui en fixe une partie sous forme de réserve ; les fonctions antitoxiques de cet organe doivent être, de ce fait, hyperacti-vées aussi, et les troubles résultant de la toxhémie chloroformique sem-blent pouvoir être ainsi atténués.

vent au contraire, de par leur action diurétique, à **des-saler** plus ou moins.

Le *sérum glucosé isotonique* étant encore moins toxique que tous les sérums minéraux s'emploie naturellement au moins à doses égales à celles de ces derniers, et par toutes les voies.

Quelques-unes de ses indications sont représentées par les indications générales des sérums artificiels ordinaires ; mais il est plus spécialement indiqué lorsqu'on cherche à réaliser une *diurèse par lavage du sang et des tissus* sans viser à une soustraction d'eau aux tissus eux-mêmes, ou lorsqu'on cherche à réaliser une *action nutritive importante* : par exemple dans les oliguries et anuries toxi-infectieuses ou les insuffisances rénales, dans le lavage du sang proprement dit (saignée-transfusion), dans les intoxications diverses, dans l'acidose (diabétique ou autre), dans l'éclampsie, dans les accidents de rétention chlorurée, dans les états asthéniques divers, dans l'alimentation des cachectiques, etc.

Le *sérum glucosé hypertonique* s'emploie uniquement en injection intraveineuse, par doses de 500 à 750 centimètres cubes (jusqu'à 1.500 cc. en vingt-quatre heures).

Au point de vue de son action diurétique, il est réservé aux cas où il y a indication urgente à *rétablir rapidement la diurèse* et à soumettre les tissus à une *déshydratation* importante, en vue d'une élimination aqueuse abondante ou d'une *désintoxication* : oliguries et anuries diverses, rétention chlorurée, œdèmes, asystolie, épanchements séreux, anasarque, urémie, éclampsie, états épileptiformes avec insuffisance rénale, acidose et coma diabétique, intoxications diverses (morphine), collapsus post-anesthésique, etc.

Les sérums lactosés présentent les mêmes indications générales. Il faut cependant bien faire remarquer que le lactose en injection intraveineuse n'est utilisé par l'organisme que pour une très faible part et s'élimine en majeure partie par le rein ; il n'y aura donc lieu de l'employer que si cette élimination ne doit pas représenter pour le rein un surcroît de fatigue trop grand.

Les sérums achlorurés sucrés, isotoniques ou hypertoniques, présentent en somme une série d'avantages considérables, qui justifient et imposent même leur emploi dans une foule de cas cliniques où l'indication d'une thérapeutique par les sérums artificiels est nettement posée et où les sérums minéraux sont cependant formellement contre-indiqués. Ils me paraissent donc constituer une acquisition thérapeutique extrêmement importante, et d'autant plus précieuse que les agents mis en œuvre sont les moins toxiques qui soient connus. Schématiquement, on peut dire que les sérums sucrés présentent, au point de vue clinique général, à peu près tous les avantages des sérums chlorurés (en tout cas du sérum artificiel ordinaire), sans en avoir les inconvénients, et possèdent d'importantes propriétés physiologiques et thérapeutiques que ces derniers n'ont pas.

Intérêt particulier des sérums sucrés pour les cas de l'application du salvarsan.

Si je viens d'insister assez longuement sur les propriétés et indications *générales* des sérums sucrés, c'est à la fois parce que les cliniciens connaissent encore trop peu les bienfaits qu'ils peuvent en retirer et pour mieux faire comprendre l'intérêt de premier ordre que ces sérums présentent pour le cas spécial de l'injection intraveineuse de salvarsan.

Leurs avantages généraux, action diurétique, action nutritive, action cardiotonique, action de désimprégnation toxique, action hypertensive, deviennent autant d'avantages particuliers pour le cas qui nous intéresse actuellement et représentent en somme une série de facteurs capables de neutraliser efficacement certains effets accessoires plus ou moins nocifs ou défavorables du salvarsan. De plus, fait important, la nature achlorurée de ces sérums évite aux malades cardiaques ou brightiques, les accidents possibles de rétention chlorurée et permet, ainsi que l'expérience me l'a montré, de pratiquer sans crainte l'injection de salvarsan dans les cas de néphrite syphilitique. On sait au contraire que l'injection pratiquée selon la technique habituelle (en milieu chloruré sodique) est formellement rejetée par la plupart des médecins « chez les malades atteints de « *néphrite* et peut-être plus encore chez ceux atteints de « *myocardite*, car le cœur joue un rôle énorme dans la

« production de l'œdème pulmonaire ». (MILIAN, *loc. cit.*, p. 34.)

Il s'agit là évidemment de contre-indications avant tout basées sur l'action nocive du chlorure de sodium.

Enfin l'intérêt des sérums achlorurés pour l'application du salvarsan par la voie intraveineuse apparaît de la façon la plus remarquable lorsqu'on étudie la toxicité immédiate des solutions acides en milieu sucré ; cette toxicité, ainsi que nous allons le voir, devient considérablement plus faible que pour les mêmes solutions en milieu chloruré sodique.

Solutions biacides en milieu sucré utilisées.

Les solutions biacides dont j'ai déterminé la toxicité en milieu sucré sont les suivantes :

a) *Solutions à 0,60 pour 400 isotoniques :*

1° Solution à 0 gr. 60 pour 400 centimètres cubes dans le glucose à 45 °/₀₀ ;

2° Solution à 0 gr. 60 pour 400 centimètres cubes dans le lactose à 95 °/₀₀.

b) *Solutions à 0,60 pour 400 faiblement hypertoniques :*

3° Solution à 0 gr. 60 pour 400 centimètres cubes dans le glucose à 100 °/₀₀ ;

4° Solution à 0 gr. 60 pour 400 centimètres cubes dans le lactose à 200 °/₀₀.

c) *Solutions à 0,60 pour 200 isotoniques :*

5° Solution à 0 gr. 60 pour 200 centimètres cubes dans le glucose à 45 °/₀₀ ;

6° Solution à 0 gr. 60 pour 200 centimètres cubes dans le lactose à 95 °/₀₀.

d) *Solutions à 0,60 pour 200 faiblement hypertoniques :*

7° Solution à 0 gr. 60 pour 200 centimètres cubes dans le glucose à 100 °/₀₀ ;

8° Solution à 0 gr. 60 pour 200 centimètres cubes dans le lactose à 200 °/₀₀.

e) *Solutions à 0,60 pour 100 hypertoniques :*

9° Solution à 0 gr. 60 pour 100 centimètres cubes dans le glucose à 200 °/₀₀ ;

10° Solution à 0 gr. 60 pour 100 centimètres cubes dans le lactose à 200 °/₀₀.

Toutes ces solutions sont absolument limpides. Elles s'obtiennent aussi facilement et aussi rapidement que les solutions dans l'eau distillée.

Les solutions faiblement hypertoniques correspondent à une concentration moléculaire qui est environ le double de celle des solutions isotoniques.

Résultats des expériences de toxicité immédiate. Comparaison avec la toxicité des solutions en milieu chloruré sodique.

Le tableau suivant (tableau III) groupe les résultats des diverses expériences de toxicité et leurs moyennes pour chaque solution étudiée.

TABLEAU III

Toxicité immédiate des solutions biacides

(dichlorhydrate originel)

en milieu sucré

chez le lapin (Injection intraveineuse)

		Doses toxiques par kilogr. d'animal dans chaque expérience	Doses toxiques moyennes pour chaque espèce de préparation
Isotonique	Sol. à 0 gr. 60 pour 400 cc. *in* glucose à 45 °/₀₀.	0,498 0,487 0,532 0,410 0,510 0,478 0,520 0,490	0,490
	Sol. à 0 gr. 60 pour 400 cc. *in* lactose à 95 °/₀₀.	0,628 0,672 0,535 0,600 0,591 0,598 0,613	0,605
Hypertonique	Sol. à 0 gr. 60 pour 400 cc. *in* glucose à 100 °/₀₀.	0,493 0,575 0,600 0,540	0,552
	Sol. à 0 gr. 60 pour 400 cc. *in* lactose à 200 °/₀₀.	0,684 0,593 0,640 0,625	0,635
Isotonique	Sol. à 0 gr. 60 pour 200 cc. *in* glucose à 45 °/₀₀.	0,412 0,320 0,480 0,550 0,495	0,451
	Sol à 0 gr. 60 pour 200 cc. *in* lactose à 95 °/₀₀.	0,521 0,614 0,540 0,567	0,560

TABLEAU III (*suite*)

		Doses toxiques par kilogr. d'animal dans chaque expérience	Doses toxiques moyennes pour chaque espèce de préparation
Hypertonique	Sol. à 0 gr. 60 pour 200 cc. *in* glucose à 100 °/oo.	0,536 0,496 0,588	0,540
	Sol. à 0 gr. 60 pour 200 cc. *in* lactose à 200 °/oo.	0,466 0,580 0,598 0,571	0.553
	Sol. à 0 gr. 60 pour 100 cc. *in* glucose à 200 °/oo.	0,452 0,480 0,421	0,451
	Sol. à 0 gr. 60 pour 100 cc. *in* lactose à 200 °/oo.	0,417 0,392 0,493 0,471	0,443

Si l'on compare ce tableau au tableau I, se rapportant aux solutions acides en milieu chloruré sodique, on est frappé des différences énormes que présentent, pour des solutions de même concentration, les chiffres de toxicité.

C'est ainsi que la dose mortelle moyenne par kilogramme, pour les solutions à 0,60 pour 400, est respectivement de 0 gr. 490, 0 gr. 605, 0 gr. 552, 0 gr. 635, suivant qu'il s'agit de glucose isotonique, lactose isotonique, glucose faiblement hypertonique ou lactose faiblement hypertonique, alors que pour les solutions en milieu chloruré sodique elle était de 0 gr. 190 à 0 gr. 203.

D'autre part, pour les solutions à 0,60 pour 200, la toxicité en milieu sucré est respectivement de 0 gr. 451, 0 gr. 560, 0 gr. 540, 0 gr. 553, suivant qu'il s'agit de glucose isotonique, lactose isotonique, glucose faiblement hypertonique ou lactose faiblement hypertonique, alors que pour les solutions en milieu chloruré sodique elle était de 0 gr. 136 à 0 gr. 140.

Les *solutions acides sucrées* isotoniques ou hypertoniques à 0,60 pour 400 se sont donc montrées *deux à trois fois moins toxiques* que les mêmes solutions en milieu chloruré sodique et les solutions sucrées à 0,60 pour 200 *trois à quatre fois moins toxiques* que les solutions chlorurées au même titre.

En outre, il est remarquable de constater que des *solutions acides sucrées, même deux à quatre fois moins diluées que des solutions acides chlorurées sodiques, restent encore, les unes deux à près de trois fois, les autres plus de deux fois moins toxiques que ces dernières :* les solutions sucrées à 0,60 pour 200 se sont en effet montrées deux à près de trois fois moins toxiques que les solutions chlorurées à 0,60 pour 400 et les solutions sucrées à 0,60 pour 100 plus de deux fois moins toxiques que les chlorurées à 0,60 pour 400 et plus de trois fois moins toxiques que les chlorurées à 0,60 pour 200.

Enfin, *tandis que pour les solutions acides chlorurées nous avons vu la toxicité augmenter dans de fortes proportions avec le degré de concentration, au contraire pour les solutions acides sucrées elle n'augmente que très faiblement avec ce dernier.* Par exemple, la toxicité des solutions chlorurées à 0,60 pour 400 est de 0,190 — 0,203 et celle des mêmes à 0,60 pour 200 est de **0,136 — 0,140** : l'écart entre les deux est donc assez considérable. Au contraire la toxicité des solutions glucosées isotoniques à 0,60 pour 400, qui est de **0,490**, est très voisine de celle des mêmes à 0,60 pour 200, qui est de **0,451** ; celle des solutions lactosées isotoniques à 0,60 pour 400, qui est de **0,605**, est très voisine aussi de celle des mêmes à 0,60 pour 200, qui est de **0,560** ; celle des glucosées hypertoniques à 0,60 pour 400, qui est de **0,552**, est très voisine encore de celle des mêmes à 0,60 pour 200, qui est de **0,540** ; celle des lactosées hypertoniques à 0,60 pour 400, qui est de **0,635**, est assez voisine encore de celle des mêmes à 0,60 pour 200, qui est de **0,553**, etc.

En un mot, *les solutions acides sucrées, glucosées ou lactosées, isotoniques ou hypertoniques, sont loin de nécessiter, pour être peu toxiques, un degré de dilution aussi élevé que les solutions chlorurées sodiques, et ce degré peut être, sans amener d'augmentation notable de toxicité, d'autant plus abaissé qu'elles sont elles-mêmes plus riches en sucre.*

La diminution de toxicité paraît en rapport beaucoup plus avec la **concentration pondérale** *des solutions en sucre qu'avec leur concentration moléculaire.* Avec des solutions équimoléculaires, en effet, la diminution de toxicité est généralement plus marquée pour la solution lactosée qui, étant donné le poids moléculaire plus élevé du lactose que du glucose, contient, pour un volume déterminé, plus de lactose que la solution glucosée ne contient de glucose ; inversement, avec des solutions équipondérales, la diminution de toxicité est à peu près la même dans les deux cas.

Symptomatologie des expériences de toxicité.

. Une diminution aussi marquée de l'action toxique s'accompagne, pendant l'injection, de symptômes qui, s'ils sont pour la plupart de même nature que ceux déjà décrits à propos des solutions chlorurées sodiques, présentent cependant des caractères d'intensité et de rapidité d'apparition très différents. Étant données d'ailleurs les quantités énormes de solutions sucrées qu'il faut injecter pour amener la mort de l'animal, certains des symptômes plus ou moins tardifs sont dus plutôt à l'effet mécanique de la masse de liquide qu'au salvarsan acide lui-même.

Pendant toute la durée de l'injection, l'animal reste généralement calme, réagissant seulement de temps à autre par quelques mouvements de défense au cours d'une contention souvent très prolongée. Les phénomènes excito-moteurs violents observés fréquemment pendant l'injection des solutions acides chlorurées sodiques ne se retrouvent point ici ; quelques secousses ou du tremblement s'observent seulement assez souvent sous l'influence des solutions sucrées hypertoniques, dues surtout à la déshydratation provoquée par l'hypertonie. La respiration reste très longtemps régulière et calme et ne devient dyspnéique qu'assez tardivement au cours de l'injection. Le cœur est remarquable par l'énergie de

ses contractions, qui s'accroît notablement au fur et à
mesure de l'injection, pour ne diminuer ensuite que
peu à peu sous l'influence de la pléthore excessive. La
diurèse est extrêmement active tant que l'intoxication
n'est pas avancée ; l'urine, à peine colorée, permet de
déceler très facilement la présence de salvarsan en nature. Après s'être constamment accrue pendant une
période plus ou moins longue, la diurèse baisse assez
rapidement à partir du moment où la quantité de salvarsan injectée commence à produire un effet toxique
notable. Dès ce moment, les symptômes d'origine mécanique relevant de l'excès de liquide injecté, s'accentuent notablement : les tissus s'œdématient, l'abdomen
augmente de plus en plus de volume, la respiration est
difficile, superficielle et assez rapide. Très progressivement le réflexe cornéen d'abord, le réflexe palpébral
ensuite, s'atténuent et disparaissent ; l'exophtalmie et
la dilatation pupillaire s'accentuent. Le cœur, souvent
assez énergique encore à la fin de l'injection, s'affai-
blit cependant peu à peu, mais il bat encore lorsque
la respiration est déjà arrêtée et tous les réflexes complètement abolis. Chez les animaux chez lesquels la
quantité de liquide injectée a été extrêmement considérable (quelquefois plus de 400 cc. par kilogramme), il
n'est pas rare, au moment de la mort, de voir s'écou-
ler par les narines et la bouche, un liquide sanguino-
lent, mélangé à une spume abondante, en relation avec
l'œdème pulmonaire réalisé.

Quelle que soit la solution sucrée employée, la quantité d'urine émise sous l'influence de l'injection est pres-

que toujours un peu inférieure à la moitié de la quantité de liquide injecté. Le coefficient diurétique obtenu est donc relativement faible par rapport au coefficient diurétique qu'on obtiendrait pour l'injection des mêmes solutions sucrées dépourvues de salvarsan. Ce coefficient s'élève d'ailleurs notablement si l'on arrête l'injection assez tôt pour permettre à l'animal une survie de plusieurs heures.

A ce propos, et surtout en vue d'insister sur le degré extraordinairement marqué suivant lequel les solutions sucrées diminuent la toxicité du salvarsan, je puis citer le cas d'un lapin de 1 kgr. 910 qui a reçu en deux heures 800 centimètres cubes de solution acide à 0 gr. 60 pour 400 centimètres cubes de lactose isotonique, soit une dose de salvarsan de 0 gr. 628 par kilogramme. La quantité d'urine émise a été, pendant l'injection, de 400 centimètres cubes et, pendant l'heure consécutive à l'injection, de 75 centimètres cubes ; de plus, l'animal qui, détaché après l'injection, s'était encore débattu activement, n'est mort que trois heures après la fin de l'injection !

Au point de vue de la tolérance par l'organisme des solutions acides en milieu sucré, le cas suivant, qui ne constitue pas une exception, est aussi fort démonstratif. Un lapin de 1 kgr. 565 reçoit, à la vitesse habituelle, 400 centimètres cubes de solution acide à 0 gr. 60 pour 400 centimètres cubes de lactose isotonique, soit une dose de salvarsan de 0 gr. 383 par kilogramme. La diurèse est assez active pendant l'injection. Une fois détaché, l'animal se montre très alerte, quoiqu'un peu dyspnéique. Douze heures plus tard, il est encore très vif (court lorsqu'on veut l'attraper), mais dyspnéique. Il ne meurt que vingt heures après l'injection.

À l'autopsie des animaux morts à la suite de déterminations de toxicité immédiate, on est avant tout frappé de l'état de *résistance du cœur*, qui se contracte encore activement et régulièrement. Si l'autopsie n'est pratiquée que cinq à quinze minutes après la mort, le cœur est généralement arrêté, quoique, dans certains cas, il puisse présenter encore quelques battements des oreillettes ; en tout cas, il répond encore, le plus souvent, à l'excitation mécanique. Dans quelques expériences, le cœur donnait encore de rares contractions spontanées plus de demi-heure après la mort.

De même, tous les organes contractiles, muscles, masse intestinale, vessie, etc., présentent, suivant leur nature, soit spontanément, soit après excitation, des contractions des plus actives. Ces phénomènes sont la conséquence nette de l'action toni-musculaire générale du glucose et du lactose.

Le poumon est, dans la plupart des cas, uniformément rouge vif, et plus ou moins fortement congestionné, présentant des plaques plus foncées d'hypostase au niveau des parties déclives, dues à la station horizontale prolongée de l'animal dans l'appareil de contention. Ce n'est que rarement qu'on rencontre, disséminées à la surface du poumon, des zones d'infarctus telles que celles qui ont été décrites à propos des injections acides chlorurées sodiques. Mais cet organe présente toujours un certain degré d'œdème, qui, dans les cas où la quantité de liquide injectée a été très élevée, peut devenir extrêmement accentué. L'œdème, que nous avons vu se manifester déjà symptomatiquement au niveau de l'abdomen pendant l'injection même, se retrouve, à des degrés divers, dans la plupart des tissus ou organes, en particulier entre les diverses couches des tuniques digestives, dans le tissu sous-péritonéal, dans l'épiploon et les organes abdominaux, qui baignent dans une quantité souvent élevée de liquide d'ascite, et sont tous fortement congestionnés.

Le sang prélevé dans le cœur et les gros vaisseaux est incoagulable ; le plasma soigneusement centrifugé, ne présente pas trace d'hémolyse. L'examen du sang frais du cœur droit ne montre, macroscopiquement ni microscopiquement, aucune particule étrangère permettant de révéler l'existence d'une précipitation *grossière* in vivo du salvarsan injecté ; cependant, *exceptionnellement*, le sang du cœur droit provenant d'animaux injectés avec des doses très élevées de solutions à 0,60 °/₀ permet de reconnaître quelques petits amas précipités.

D'ailleurs, pour ces dernières solutions, l'ensemble des symptômes de nocuité et des lésions qui viennent d'être décrits sont d'une façon générale plus accentués que pour les solutions à 0 gr. 60 pour 400 ou 0 gr. 60 pour 200.

Il est très important d'ajouter que, aux doses utilisables chez l'homme, *et même à des doses 2 à 5 fois plus élevées* (proportionnellement au poids), on ne constate, soit du côté des symptômes pendant ou après l'injection, soit du côté des observations nécropsiques absolument aucun phénomène anormal en relation avec une action toxique.

Mécanisme de la forte diminution de toxicité du salvarsan en milieu sucré.

Le mécanisme de l'extrême diminution de toxicité des solutions acides de salvarsan en milieu sucré met en jeu l'intervention de facteurs multiples.

J'ai déjà insisté, dans des recherches antérieures, sur l'action antitoxique des sucres vis-à-vis de diverses substances lorsqu'ils sont injectés avec elle et montré que *l'action antitoxique des solutions hypertoniques de sucre était d'autant plus grande que le poids moléculaire du sucre employé était plus faible*, c'est-à-dire présentait une *relation nette avec l'intensité* de leur action diurétique (celle-ci étant, on le sait, en raison inverse de leur poids moléculaire). Cette conclusion s'ajoutait à celle qu'avaient déjà formulée Edmond Lesné et Charles Richet fils (1), à savoir *qu'on peut élever ou abaisser la toxicité de tel ou tel poison en augmentant ou en diminuant la proportion des substances solubles non toxiques* et montrait nettement qu'un des facteurs de l'action antitoxique résidait dans la diurèse provoquée et dans l'élimination du toxique qui en est la conséquence.

1. Edmond Lesné et Charles Richet fils. Des effets antitoxiques de l'hyperchloruration. *C. R. Soc. Biolog.*, 21 mars 1903, p. 371.

Des effets antitoxiques de l'urée et des sucres. *Ibidem*, 9 mai 1903, p. 590.

Un mécanisme de cette nature intervient à coup sûr dans une certaine mesure pour le cas des solutions acides de salvarsan en milieu sucré isotonique ou hypertonique, puisque la diurèse est fortement activée et que le salvarsan injecté se décèle facilement dans l'urine.

Mais ce n'est point le seul. L'action *toni-cardio-vasculaire* des sucres, qui se manifeste nettement au cours de l'injection et lutte contre l'hypotension progressive que le salvarsan tendrait à amener, représente un facteur assez important capable de diminuer ou de retarder fortement l'effet toxique.

Cependant, les facteurs dont le rôle me paraît le plus immédiat dans le mécanisme de diminution de toxicité en question sont d'un genre tout autre. Ce sont avant tout des *facteurs d'ordre physico-chimique*. Ainsi que je l'exposerai plus loin en effet, la précipitation des solutions acides de salvarsan au contact du sang a lieu aussi bien en milieu sucré, isotonique ou hypertonique, qu'en milieu chloruré sodique (1) ; mais les *précipités* obtenus ont des caractères physiques quelque peu différents dans les deux cas : en milieu sucré, ils sont *plus finement divisés, plus homogènes* qu'en milieu chloruré. Ils sont *mieux adaptés* par conséquent *à la tolérance intravasculaire* et moins susceptibles de donner lieu à la production d'accidents mécaniques par formation d'embolies. Ce caractère différentiel s'accentue d'autant

---

1. J'ai déjà eu l'occasion de signaler au cours de ce travail qu'elle avait lieu aussi dans le cas de solutions de salvarsan faites dans l'eau distillée.

plus que les solutions sucrées sont plus concentrées et s'harmonise ainsi parfaitement avec le fait précédemment signalé que la diminution de toxicité est en rapport beaucoup plus avec la concentration pondérale des solutions en sucre qu'avec leur concentration moléculaire.

Enfin, un dernier facteur, de nature voisine de celle du précédent, se trouve dans *l'augmentation de viscosité du sang* réalisée sous l'influence des injections sucrées et d'autant plus marquée, elle aussi, que les solutions sucrées sont plus concentrées. Cette augmentation de viscosité contribue à maintenir le précipité formé dans le sang à son état initial de fine division jusqu'à ce qu'il soit progressivement arrêté et fixé par divers organes, au niveau desquels il ne pourra pas provoquer d'obstruction capillaire ou ne pourra en produire, si l'injection a été extrêmement abondante, qu'à un degré infiniment plus faible que le précipité formé au cours des injections en milieu non sucré. *L'augmentation de viscosité tend en quelque sorte à maintenir et même à accentuer la tendance à la « colloïdalisation » du produit d'insolubilisation initiale.*

En somme, *la principale cause de diminution de toxicité s'exerce vis-à-vis de l'agent le plus important de cette toxicité, l'agent d'ordre mécanique* qui, pour les solutions acides, constitue en quelque sorte, nous l'avons vu, le *primum movens* de l'action toxique ; aussi comprend-on facilement que la diminution de toxicité réalisée atteigne un degré d'intensité considérable.

Mécanisme des symptômes d'intoxication.

Quant au mécanisme des symptômes d'intoxication et des lésions elles-mêmes réalisés sous l'influence des doses mortelles de solutions acides en milieu sucré, il résulte à la fois de l'action propre du salvarsan et de l'action de l'excès de liquide injecté.

Les solutions sucrées ne sont pas toxiques par elles-mêmes lorsqu'elles sont injectées pures, sans addition de salvarsan, même en quantités massives; si elles sont injectées trop brutalement et en trop grande masse pour permettre à l'organisme d'éviter la production d'œdème au moyen d'une élimination aqueuse assez rapide, divers organes pourront bien présenter temporairement quelques troubles en relation avec le fait de la surhydratation brusque, mais dans une phase ultérieure, l'excès d'eau sera facilement éliminé, les sucres n'ayant causé aucune action toxique d'ordre chimique capable d'entraver le fonctionnement des divers émonctoires. S'il s'agit au contraire de solutions sucrées additionnées d'un produit toxique quelconque, la diurèse sera gênée dès que la toxicité chimique de ce dernier aura commencé à se manifester et l'élimination aqueuse deviendra de plus en plus faible au fur et à mesure que s'exercera la toxicité chimique en question. Dans ces conditions, l'élimination aqueuse cessant, une nocuité d'ordre mécanique, « nocuité liquidienne » à proprement parler, se manifestera. C'est justement elle qui intervient dans une certaine mesure pour le cas des

injections de grandes quantités de solutions de salvarsan en milieu sucré : elle accroît notamment les phénomènes dyspnéiques surtout marqués dans la seconde
phase de l'injection et a aussi pour conséquence une
gêne mécanique de plus en plus accentuée de la circulation.

Cette action de l'excès de liquide injecté doit cependant être placée au second plan dans l'interprétation
du mécanisme toxique et le principal facteur de toxicité est dû au salvarsan lui-même. Mais, tandis que
pour le cas des solutions en milieu chloruré sodique, la
nocuité d'ordre mécanique due aux phénomènes de précipitation in vivo, « nocuité solidienne » à proprement
parler, jouait un rôle d'autant plus important que les
solutions étaient plus concentrées, dans le cas des solutions en milieu sucré son rôle devient beaucoup plus
accessoire et les manifestations toxiques observées sont
surtout en rapport avec la toxicité chimique propre du
composé arsenical.

**Application clinique de la méthode intraveineuse acide
au sérum artificiel achloruré, glucosé ou lactosé, isotonique ou hypertonique.**

Ainsi qu'on peut en juger par l'ensemble des résultats expérimentaux qui précèdent, la méthode intraveineuse acide à dilution plus ou moins forte, au sérum artificiel achloruré, glucosé ou lactosé, isotonique
ou hypertonique, présentait a priori, au point de vue de
son utilisation clinique, les garanties les plus sédui-

santes, étant donnés d'une part les résultats des injections en milieu chloruré sodique et d'autre part la toxicité si notablement abaissée des solutions en milieu sucré. Aussi, après l'avoir communiqué, en août 1911, au professeur Ehrlich, ai-je été amené à attirer sur elle l'attention de divers cliniciens ayant une grande pratique des injections de salvarsan (Duhot, Milian, etc.).

Les premières applications que j'en ai faites chez l'homme, ainsi que celles que, sur mon conseil et mes indications, le Dr Pascal (de Béziers) a bien voulu faire systématiquement sur les malades de son service d'hôpital et de sa clientèle, montrent qu'au point de vue thérapeutique la méthode aux sérums achlorurés est tout aussi active que les autres méthodes acides, qu'elle est absolument sans nocuité, les phénomènes réactionnels consécutifs aux injections étant nettement moins accusés que dans les précédentes, et qu'elle est applicable chez des malades chez lesquels l'injection saline serait formellement contre-indiquée.

Il en est ainsi par exemple chez les rénaux et les cardiaques, chez lesquels les troubles de rétention chlorurée sont toujours à craindre. Chez ces malades, l'injection en milieu sucré est d'autant mieux indiquée qu'elle est en rapport parfait avec le régime déchloruré auquel on les soumet généralement, l'injection elle-même ne pouvant que continuer efficacement l'action déchlorurante; et dans ces cas, l'injection glucosée devra être préférée à l'injection lactosée, le travail d'élimination rénale étant beaucoup moindre, après la première qu'après la seconde, ainsi que je l'ai établi en 1907. Chez ces mêmes malades encore, en particulier chez les malades à myocarde affaibli, l'injection sucrée aura le grand avantage d'exercer son action toni-cardiaque et d'empêcher les phénomènes d'hypotension signalés chez certains individus à la suite des injections intraveineuses ordinaires (1).

Le degré élevé de résistance du cœur constaté plus haut expérimentalement à la suite des injections de salvarsan en milieu sucré montre l'importance de l'effet cardiotonique.

Que de médecins auraient certainement utilisé déjà la méthode au sérum achloruré dans divers cas de cardio ou néphropathies s'ils en avaient su les avantages spéciaux, alors qu'ils se sont souvent radicalement abstenus de toute injection (2) !

1. Cf. RICH. SIESKIND. *Münchener medizinische Wochenschrift*, LVIII, Jahrg., 14 mars 1911, 568-570.

2. Dans un article récent sur les « Accidents imputés au salvarsan et les moyens de les éviter » (*La Clinique*, 5 janvier 1912), Emery et Lacapère font intervenir dans la pathogénie de certains de ces accidents l'effet nocif que peuvent avoir chez divers sujets les injections de sérum chloruré : « nous estimons, disent-ils, que les injections massives de sérum chloruré peuvent présenter quelques dangers et entraîner chez certains sujets une rétention chlorurée susceptible de déterminer des œdèmes. Ces œdèmes pourraient, lorsqu'ils se localisent aux enveloppes des centres nerveux, occasionner les accidents les plus graves » (fréquence des phénomènes cérébraux et méningés parmi les accidents consécutifs aux injections ordinaires de salvarsan). Ces faits les ont amenés à supprimer le chlorure de sodium et à remplacer, dans la technique des injections alcalines, le sérum chloruré par l'eau distillée pure, [pratique qui avait déjà été mise en œuvre par Ernst Eitner (Intravenöse Salvarsaninjektionen. *Wiener med. Wochenschrift*, 1911, n° 31, 1970-1972.]. — Je crois utile de

L'action nutritive des sucres représente, en outre, au point de vue pratique de l'injection de salvarsan, un avantage qui n'est peut-être pas négligeable, en ce sens qu'elle augmente l'activité du foie en y fixant une partie du sucre sous forme de réserve ; il n'est point invraisemblable que les fonctions antitoxiques de cet organe soient, de ce fait, hyperactivées aussi, circonstance qui peut ne pas être sans utilité dans le mécanisme selon lequel l'organisme tolère l'injection arsenicale.

Quant à l'action diurétique, si marquée expérimentalement en raison des fortes proportions injectées, elle ne se manifeste chez l'homme qu'à un degré beaucoup moindre, et avec une intensité très variable suivant la nature et la quantité de la solution sucrée injectée. Elle est nette si l'injection est faite dans 300 à 400 centimètres cubes de solution glucosée hypertonique à 200 °/₀₀ ou même à 100 °/₀₀ ; pour une injection lactosée identique, elle est moindre ; de même pour les injections hypertoniques de 200 centimètres cubes seulement ; enfin, pour les solutions isotoniques employées à raison de 200 à 400 centimètres cubes, elle est assez faible.

Parmi les facteurs de diminution de toxicité que j'ai analysés à propos des injections en milieu sucré expérimentales, trois seulement se retrouvent pour le cas

faire remarquer à ce sujet que, chez des rénaux ou des cardiaques, les sérums sucrés seraient encore mieux indiqués que l'eau pure, non seulement en raison de leur innocuité parfaite, mais aussi et surtout en raison de leurs propriétés générales et spéciales, sur lesquelles j'ai longuement insisté plus haut.

des injections chez l'homme. Le facteur diurèse n'entre point ici en ligne de compte, car la diurèse produite chez l'homme à la suite de l'injection de doses thérapeutiques n'est pas assez importante pour amener l'élimination d'une proportion notable de salvarsan. Le fait représente d'ailleurs une circonstance heureuse pour l'action thérapeutique, qui serait certainement diminuée si l'élimination de l'agent médicamenteux était trop rapide.

Les facteurs capables chez l'homme d'intervenir pour abaisser vraiment la nocuité de l'injection acide sont représentés avant tout par les facteurs physico-chimiques étudiés à propos de l'injection expérimentale, et encore, parmi ces derniers, l'augmentation de viscosité du sang ne doit-elle jouer qu'un rôle secondaire, car les quantités de solutions injectées sont trop faibles pour la modifier notablement.

L'action cardio-vasculaire peut cependant occuper dans ce mécanisme une place importante, notamment chez les sujets où le cœur et les vaisseaux ne sont pas de tous points normaux.

Comme conclusion pratique, on peut dire que l'injection intraveineuse acide en milieu sucré présente tous les avantages de l'injection en milieu chloruré sodique, qu'en outre elle permet l'application du salvarsan chez des sujets chez lesquels cette dernière est nettement contre-indiquée et qu'on a tout intérêt à la lui substituer systématiquement en vue d'éviter certains accidents que pourrait déclancher l'injection ordinaire chez des sujets en état de miopragie cardio-vasculaire ou rénale restée méconnue.

Elle donne entière satisfaction aux auteurs qui voyaient un inconvénient ou un danger à l'injection intraveineuse fortement diluée, puisqu'en utilisant des solutions sucrées suffisamment concentrées on peut sans aucune crainte abaisser la quantité de liquide à injecter aux limites de dilution classiquement employées pour les injections alcalines.

Pour fixer les idées au point de vue pratique, je conseillerai, en toute prudence :

1° De ne pas dépasser — jusqu'à ce que l'expérience nous permette de changer la formule — la dose de 0 gr. 60 pour les injections intraveineuses en milieu sucré (la dose de 0 gr. 50 étant prise comme dose maxima en milieu chloruré sodique à forte dilution) ;

2° D'utiliser de préférence le glucose au lactose, en vue de réduire au minimum la fatigue rénale, et en solution hypertonique plutôt qu'isotonique ;

3° De ne pas faire, pour les solutions fortement hypertoniques à 200 à 250 °/₀₀, une dilution inférieure à 0 gr. 60 pour 200 centimètres cubes et, pratiquement, d'employer la dilution à 0 gr. 60 pour 250 centimètres cubes ;

4° De ne pas faire, pour les solutions faiblement hypertoniques à 100 °/₀₀ de glucose, une dilution inférieure à 0,60 pour 250 centimètres cubes, et, pratiquement, d'employer la dilution à 0 gr. 60 pour 300 centimètres cubes ;

5° De ne pas faire, pour les solutions isotoniques à 45 ou 50 °/₀₀ de glucose ou 95 ou 100 °/₀₀ de lactose, une dilution inférieure à 0,60 pour 300 à 350.

Le glucose et le lactose employés doivent être **cristallisés purs** et donner dans l'eau distillée des solutions absolument incolores.

Le cas de l'injection intraveineuse de salvarsan n'est certainement pas le seul qui puisse bénéficier des avantages importants que confère au médicament l'excipient sucré. La nature de ces avantages, ainsi que le mode d'action des sucres dans la diminution de toxicité étudiée font facilement entrevoir que les milieux sucrés pourront servir dans plus d un cas à abaisser la nocuité possible de diverses substances médicamenteuses plus ou moins toxiques. C'est un fait sur lequel l'attention du thérapeute doit être attirée.

CHAPITRE II

TOXICITÉ DES SOLUTIONS HYPERACIDES

Les solutions hyperacides dont j'ai étudié la toxicité sont des solutions de dichlorhydrate de dioxydiamido-arsénobenzol à 0 gr. 60 pour 400 centimètres cubes dans le chlorure de sodium à 9 °/₀₀, additionnés soit de 0 gr. 1, soit de 0 gr. 2 de HCl par 1.000 centimètres cubes de solution.

L'acidité théorique en HCl pour la solution biacide à 0,60 pour 400 déjà étudiée étant de 0 gr. 23 °/₀₀, l'acidité totale des solutions actuelles devient respectivement de 0 gr. 33 à 0 gr. 43 pour mille.

Ces solutions sont absolument limpides et un peu plus pâles seulement que les solutions biacides présentant la même concentration en salvarsan.

Ainsi que le montre le tableau ci-joint (tableau IV), leur toxicité n'a été en aucune façon accrue par l'hyper-acidification réalisée, les moyennes des toxicités ayant été de 0 gr. 193 et 0 gr. 195 par kilogramme.

Le résultat n'est point étonnant, d'après ce qui a été dit à propos du mécanisme de la toxicité des solutions biacides : nous avons vu que celui-ci résulte non point du degré d'acidité de la solution, mais de sa phénolicité. Les résultats relatés maintenant pour le cas des solutions hyperacides ne font donc que confirmer cette précédente conclusion.

Ainsi qu'on peut le prévoir, les symptômes et les lésions constatées à l'autopsie sont de même nature que ceux que j'ai décrits à propos des solutions biacides.

TABLEAU IV

Toxicité immédiate des solutions hyperacides

chez le lapin (Injection intraveineuse)

	Doses toxiques par kilogr. d'animal dans chaque expérience	Doses toxiques moyennes pour chaque espèce de préparation
Sol. à 0 gr. 60 pour 400 cc. *in* NaCl à 9 °/ₒₒ, additionnée de 0 gr. 10 HCl par 1.000 cc. de solution.	0,227 0,181 0,192 0,170 0,198	0,193
Même solution, additionnée de 0 gr. 20 HCl par 1.000 cc.	0,199 0,158 0,210 0,215	0,195

CHAPITRE III

TOXICITÉ DES SOLUTIONS MONOACIDES

Les solutions monoacides, correspondant au *monochlorhydrate*, s'obtiennent en ajoutant à une molécule de salvarsan une seule molécule de soude, soit 0 cc. 336 de soude à 15 %., ou 3 cc. 36 de soude à 15 %.., pour 0 gr. 60 de salvarsan.

Les solutions obtenues ont évidemment une acidité qui n'est que la moitié de celle des solutions biacides.

Celles dont j'ai étudié la toxicité sont les suivantes :

1° Solution à 0 gr. 60 pour 400 centimètres cubes dans le chlorure de sodium à 6 %...

2° Solution à 0 gr. 60 pour 400 centimètres cubes dans le glucose à 45 %. (isotonique).

3° Solution à 0 gr. 60 pour 400 centimètres cubes dans le lactose à 95 %.. (isotonique).

Le tableau V donne les résultats obtenus.

TABLEAU V

Toxicité immédiate des solutions monoacides
en milieu chloruré sodique et en milieu sucré

chez le lapin (Injection intraveineuse)

	Doses toxiques par kilogr. d'animal dans chaque expérience	Doses toxiques moyennes *pour chaque* espèce de préparation
Sol. à 0 gr. 60 pour 400 cc. *in* NaCl à 6 °/₀₀.	0,198 0,163 0,200 0,194 0,189	**0,188**
Sol. à 0 gr. 60 pour 400 cc. *in* glucose à 45 °/₀₀	0,535 0,481 0,490 0,453	**0,494**
Sol. à 0 gr. 60 pour 400 cc. *in* lactose à 95 °/₀₀	0,601 0,414 0,563 0,678	**0,564**

Si l'on rapproche des chiffres de toxicités moyennes
contenus dans ce tableau les chiffres des toxicités des solutions biacides correspondantes (c'est-à-dire *in* NaCl à
6 °/₀₀, *in* glucose isotonique et lactose isotonique), on
constate qu'il n'y a entre les deux séries que de faibles
différences (0,188 au lieu de 0,203 ; 0,494 au lieu de
0,490 ; 0,564 au lieu de 0,605).

La toxicité des solutions monoacides est donc pratiquement la même que celle des solutions biacides.

Les symptômes observés pendant l'injection et les

constatations faites à l'autopsie sont les mêmes que
dans le cas des solutions biacides correspondantes.

Au point de vue clinique, ces solutions paraissent se
comporter comme les solutions biacides, au moins en
ce qui concerne la solution en milieu chloruré sodique,
si l'on peut en juger d'après les résultats obtenus par
Spiethoff (1) qui, dans certains cas, a injecté dans les
veines, des solutions d'acidité assez voisine de celle des
monoacides. (Il s'agit ici, bien entendu, non point de
l'acidité rapportée au volume de solution, mais du degré
d'acidité de la molécule même de sel d'arsénobenzol).

Ces résultats n'ont d'ailleurs qu'un intérêt théorique.
Les toxicités étant les mêmes pour les solutions biacides
et monoacides, on n'a aucun avantage à employer ces
dernières, puisque leur préparation nécessite une addition de soude et se trouve donc beaucoup moins simple
que celle des solutions biacides.

1. *Loc. cit.*

DEUXIÈME PARTIE

Toxicité des préparations neutres

———

Toxicité des préparations neutres

Je dis « toxicité des *préparations* neutres », et non des « suspensions neutres », car suivant le milieu dans lequel se produit la neutralisation des deux HCl du dichlorhydrate, le dioxydiamidoarsénobenzol obtenu peut précipiter plus ou moins complètement ou rester en solution parfaite. Ainsi que je l'ai trouvé en effet, la base libérée par neutralisation reste dissoute si elle se trouve en présence d'une quantité déterminée de solution sucrée, glucosée ou lactosée, de concentration convenable. Les préparations neutres peuvent donc, suivant leurs conditions d'origine, être *constituées soit par des solutions à des degrés variables de limpidité, soit par des suspensions proprement dites.*

Comme il est possible, d'autre part, d'obtenir la précipitation totale du dioxydiamidoarsénobenzol sans neutraliser complètement les deux HCl de la molécule de salvarsan, en particulier lorsque celle-ci est en pré-

sence d'une quantité de NaCl suffisante, ainsi que je l'ai
antérieurement montré, certaines suspensions de dioxydiamidoarsénobenzol dites suspensions neutres ne sont
pas absolument neutres au sens chimique du mot; mais
pratiquement on peut les considérer comme telles.
Aussi, me conformant d'ailleurs en cela à l'usage, je
décrirai sous le terme de « préparations neutres » à la
fois les préparations obtenues après neutralisation des
deux HCl du dichlorhydrate par la quantité de soude
théorique et les préparations obtenues par addition au
dichlorhydrate de quantités de soude légèrement inférieures à la précédente.

Il ne sera question ici que des préparations neutres
aptes à être injectées dans les veines, soit à l'état soluble, soit à l'état insoluble.

CHAPITRE PREMIER

LA MÉTHODE THÉRAPEUTIQUE GÉNÉRALE DES INJECTIONS INTRAVEINEUSES INSOLUBLES APPLIQUÉE A L'ADMINISTRATION DE L'ARSENIC

Généralités sur la méthode d'injection intraveineuse insoluble. — Premières recherches chez l'homme. — Résultats. — Préparations neutres étudiées expérimentalement.

Généralités sur la méthode d'injection intraveineuse insoluble

En ce qui concerne les données générales sur la *méthode thérapeutique des injections intraveineuses insolubles*, que j'ai proposée, dès 1907 après l'avoir étudiée expérimentalement et cliniquement, je renvoie à mes travaux antérieurs (1). Je rappellerai seulement pour montrer l'intérêt de la méthode que j'ai pu, dans mes premières expériences, injecter dans les veines de grandes quantités d'un sérum à minéralisation complexe contenant de l'hydrate ferrique insoluble, non colloïdal, et que les injections non seulement se sont montrées dépourvues de toute nocuité, mais ont été suivies d'effets

____

1. Voir au début de ce travail les indications bibliographiques se rapportant aux injections intraveineuses insolubles (p. 12).

thérapeutiques excellents. J'ai alors pu établir expérimentalement que le fer insoluble introduit dans le sang séjourne beaucoup plus longtemps dans l'organisme que s'il est injecté sous forme soluble et que *les injections intraveineuses insolubles en général ont le double avantage de prolonger d'une part l'action de l'agent médicamenteux dans l'organisme et d'autre part de le mettre rapidement en contact avec celui-ci tout entier.*

J'ai eu soin d'insister sur les conditions d'état physique auxquelles devait satisfaire la substance insoluble injectée dans les veines pour ne point provoquer d'embolies : elle doit se présenter sous forme de précipité ténu, dont les particules n'aient point tendance à rester agglomérées entre elles, mais puissent s'émulsionner assez facilement par agitation, se laisser écraser et diviser finement dans les capillaires, ou en tout cas se laisser déformer comme les globules du sang eux-mêmes, éléments insolubles normaux.

Sous ces conditions d'état physique, un grand nombre de corps insolublés peuvent être injectés sans danger dans les veines, et souvent à des doses extraordinairement élevées. C'est ainsi que, chez le lapin, j'ai pu injecter dans les veines des suspensions *d'arsenic métalloïdique insoluble pur* à la dose massive de **0 gr. 05** par kilogramme d'animal (en une fois), sans la moindre nocuité, sans le moindre trouble ni immédiat, ni secondaire. (Cette dose correspondrait à 0 gr. 214 d'arséniate de soude cristallisé !) De même, des doses élevées de divers composés arsenicaux insolubles, d'antimoine et de sélénium métalloïdiques insolubles, se sont montrées sans nocuité en injections intraveineuses chez le lapin. J'ai consigné ces divers résultats dans un travail paru en 1910 (1).

Dans ce même travail, j'ai montré que, tous facteurs égaux ou analogues d'ailleurs, *plus le composé arsenical insoluble introduit dans le sang est facilement et rapidement transformé in vivo en composé soluble, plus sa toxicité est élevée* (2) j'ai en conséquence formulé l'opinion que la *phase d'insolubilisation initiale du 606 injecté dans le sang pourrait, dans une certaine mesure, contribuer à expliquer sa faible toxicité tout en représentant une des causes de sa puissante activité thérapeutique.*

Dans ce même travail encore, j'ai montré qu'on pouvait obtenir des suspensions de dioxydiamidoarsénobenzol insoluble non seulement par addition de soude aux solutions biacides, mais aussi par addition de bicarbonate de soude soit aux solutions biacides, soit aux solutions alcalines ; par action d'un courant de CO_2

1. CHARLES FLEIG. Sur les injections intraveineuses acides solubles et intraveineuses neutres insolubles de dioxydiamidoarsénobenzol, 49 p. in-8. *Paris, Maloine*, 1910.

2. « Lorsque le composé soluble n'exerce pas sur les éléments dissous ou figurés du sang une action pouvant produire une coagulation intravasculaire la nocuité ou l'innocuité de son injection dans les veines ne dépend que de son état physique et de la rapidité de sa solubilisation ultérieure si ses produits de solubilisation sont par eux-mêmes toxiques : dans ce dernier cas, si la solubilisation dans l'organisme est suffisamment lente et s'accompagne d'une élimination assez rapide, aucune action toxique ne se montrera ; si au contraire la solubilisation est brusque, la toxicité apparaîtra, et d'autant plus élevée que sa solubilisation aura été plus rapide. » (C. FLEIG. *Loc. cit*, p. 46.)

sur les solutions alcalines ; enfin par addition d'un excès de sels neutres aux solutions acides ou alcalines.

J'ai résumé ainsi qu'il suit mes premières recherches sur l'injection intraveineuse neutre insoluble de dioxydiamidoarsénobenzol. Je cite textuellement:

« Les suspensions (ou émulsions) que j'ai utilisées pour les injections intraveineuses ont été préparées soit en partant de solutions acides ou alcalines concentrées de 606 (0 gr. 50 de 606 dans 40 à 50 cc. de liquide, avec ou sans glycol ou glycérine préalable), soit en partant de solutions beaucoup plus diluées, de façon à opérer la précipitation du dioxydiamidoarsénobenzol à un état de division plus ou moins grand. Les suspensions obtenues ont été injectées dans les veines, chez le lapin, le cobaye et le chien, soit au titre de dilution où elles avaient été préparées, soit après avoir été ramenées à un taux de concentration plus élevé, par centrifugation et décantation de la couche supérieure liquide. Quelquefois elles ont été, après centrifugations et lavages successifs à l'eau salée ou à la solution isotonique de glucose, finalement *émulsionnées dans de* **l'eau salée** *pure ou dans le* **sérum glucosé pur** et injectées telles quelles dans les veines. Les résultats que j'ai obtenus sont en parfait accord avec ceux que j'avais antérieurement publiés sur les injections intraveineuses insolubles en général: l'injection intraveineuse de doses déjà élevées de dioxydiamidoarsénobenzol insoluble, même mises en suspension dans un très petit volume de liquide, ne m'a jamais permis de constater chez l'animal le moindre trouble, ni immédiat, ni consécutif. C'est

que l'état physique du précipité de dioxydiamidoarsénobenzol répond par excellence aux conditions propres
à le rendre injectable dans les veines : il est constitué
de petits flocons ténus, facilement divisibles par agitation en fines particules qui se répartissent uniformément dans le liquide et n'ont aucune tendance à s'ag-
glomérer de façon stable. Sous l'influence de l'injection
la courbe de la pression sanguine ne présente pas de
modification appréciable et l'animal ne cesse à aucun
moment de paraître normal.

« Il en a été ainsi, par exemple, pour ne citer que
quelques chiffres, chez un lapin de 1 kgr. 880 ayant reçu
brusquement dans la veine marginale de l'oreille 10 centimètres cubes de suspension de dioxydiamidoarsénobenzol préparée en partant de 0 gr. 05 de 606 (ce qui
correspondrait à une dose de plus de 2 gr. pour un
homme de 80 kgr.) ; chez un lapin de 2 kilogrammes
ayant reçu de la même façon 8 centimètres cubes de
suspension préparée en partant de 0 gr. 05 de 606 ; chez
deux lapins de 1 kgr. 800 et 1 kgr. 820 ayant reçu de
la même façon respectivement 12 et 15 centimètres cubes de suspension préparée en partant de 0 gr. 07 et
0 gr. 10 de 606 (ce qui correspondrait, dans ce dernier
cas, à la dose énorme de 4 gr. 39 de 606 pour un homme
de 80 kgr.)

« Ces animaux, après l'injection, ont augmenté de
poids régulièrement et n'ont paru différer en rien d'a-
nimaux normaux. Dans certains cas, l'injection intraveineuse insoluble de dioxydiamidoarsénobenzol a été
répétée, à cinq à sept jours d'intervalle, trois fois sur le

même animal, sans s'accompagner d'aucun trouble immédiat ni consécutif (suspensions dans des solutions de *glucose isotonique*) (1). »

Chez les quatre lapins dont il vient d'être question, la concentration (évaluée en salvarsan) des suspensions injectées avait été respectivement de 0 gr. 50 pour 100 centimètres cubes (= 0,05 p. 10), 0 gr. 50 pour 80 centimètres cubes (= 0,05 p. 8), 0 gr. 50 pour 85 centimètres cubes (= 0,07 p. 12), 0 gr. 50 pour 75 centimètres cubes (= 0,10 p. 15). Il s'agissait donc de suspensions assez concentrées. Or malgré cette concentration, la dose supportée sans aucun trouble par le dernier lapin a été de 0 gr. 054 par kilogramme.

Cette tolérance remarquable vis-à-vis de l'injection intraveineuse insoluble de dioxydiamidoarsénobenzol me permettait de conclure alors : « bien que je ne l'aie pas encore employée chez l'homme, je l'utiliserai à la première occasion » ; et j'ajoutais : « Rien ne dit, a priori, que l'effet thérapeutique soit le même que dans le cas des injections solubles, car il est possible que la solubilisation ou la transformation ultérieure du composé insoluble dans le sang ou les organes et même l'élimination de ce composé (deux facteurs en relation certaine avec l'action thérapeutique) présentent des différences suivant que le composé insoluble s'est formé dans le sang (cas de l'injection dite soluble) ou qu'il a été préparé *in vitro* et introduit ensuite dans le sang (cas de l'injection insoluble). » (*Loc. cit.*, p. 45-46.)

1. G. FLEIG. *Loc. cit.*, p. 39-40.

Premières recherches chez l'homme. — Résultats.

Depuis la publication de ces résultats, je n'ai eu l'occasion d'injecter chez l'homme la suspension intraveineuse neutre insoluble qu'à deux reprises. La suspension a été réalisée alors par addition à une molécule de salvarsan de deux molécules de soude neutralisant exactement les deux HCl du dichlorhydrate et faite dans le sérum glucosé isotonique (à 45 °/₀₀), à la dilution de 0 gr. 60 de salvarsan pour 400 centimètres cubes de sérum (6 cc. 73 de NaOH à 15 °/₀₀ ajoutés à la solution acide *déjà diluée*). Les doses injectées correspondaient à 0 gr. 45 et 0 gr. 50 de salvarsan initial et ont été administrées, à huit jours d'intervalle chez un sujet de 32 ans pesant 72 kilogrammes. Elles ont été, chaque fois, faites en dix-huit à vingt minutes, et supportées sans aucune réaction consécutive apparente. Leur activité thérapeutique s'est manifestée très rapidement (cicatrisation complète, en 12 jours, d'un chancre induré du prépuce, avec œdème considérable, apparu depuis une vingtaine de jours); aucune nouvelle manifestation spécifique ne s'est d'ailleurs produite chez le malade que j'ai pu suivre jusqu'à plus de huit mois après l'injection.

A la suite de la publication de mes résultats expérimentaux, Duhot a mentionné un cas où l'injection intraveineuse insoluble (en milieu non sucré) a été, par erreur de technique, pratiquée aussi chez l'homme « sans aucun accident »; il a été, de son côté, amené lui-même « à faire une fois une injection intraveineuse partiellement précipitée et sans le moindre inconvénient pour le malade » (1).

Depuis, A. Lévy-Bing et L. Durœux (2) ont publié quelques résultats qu'ils ont obtenus en appliquant la méthode des injections intraveineuses insolubles ; ces résultats, quoique basés sur un petit nombre de cas, me paraissent extrêmement démonstratifs, car dans plusieurs de ces cas la comparaison entre l'injection intraveineuse insoluble et les autres formes d'injection intraveineuse a été faite *chez le même malade*. Ils ont employé des suspensions de dioxydiamidoarsénobenzol préparés en ajoutant à 0 gr. 30 de salvarsan dissous dans 150 centimètres cubes de chlorure de sodium à 7 °/₀₀ six gouttes de soude à 15 °/₀ et ont injecté des quantités correspondant à 0 gr. 30 à 0 gr. 60 de salvarsan.

Les six gouttes de soude représentent environ 0 cc. 27 de la solution de *soude à 15 °/₀*, à ajouter à 0 gr. 30 de salvarsan, soit 0 cc. 54 pour 0 gr. 60 de ce dernier ; or la quantité de soude préconisée par Ehrlich pour les suspensions neutres est de 0 cc. 456 de la même solution pour 0 gr. 60 de salvarsan (voir catalogue et notice explicative) ; d'autre part le calcul montre que la quantité de soude théorique pour neutraliser exactement les

1. R. Duhot. Considérations physiologiques et cliniques sur les infusions intraveineuses acides de salvarsan basées sur 800 injections. *Loc cit.* (sept. 1911), p. 279.

2. A. Lévy-Bing et Louis Durœux. Les injections intraveineuses de dioxydiamidoarsénobenzol en suspension aqueuse. *Annales des maladies vénériennes*, VII, décembre 1911, 915-936.

deux HCl est de *0 cc. 673*. La suspension employée par Lévy-Bing est donc obtenue avec une quantité de soude intermédiaire à cette dernière (qui est celle dont je me suis servi) et à celle qui est indiquée par Ehrlich.

Soit au point de vue des réactions locales, soit au point de vue des réactions générales, c'est avec l'injection intraveineuse insoluble que les résultats de Lévy-Bing et Durœux ont été les plus favorables. Ils n'ont jamais observé la moindre induration locale au niveau de la portion de veine ponctionnée ni la moindre manifestation phlébitique, contrairement à ce qu'ils avaient constaté avec les injections solubles ; chez plusieurs malades, ils ont même « pu recommencer trois fois l'injection au même bras, dans la même veine et presque au même point, sans constater la moindre irritation ».

En ce qui concerne la réaction générale, ils l'ont trouvée aussi bien moins marquée que dans le cas des injections solubles.

« Les réactions locales et générales, ajoutent-ils, sont donc bien différentes suivant la solution injectée et, à ce point de vue, la suspension neutre nous semble réaliser un progrès sur les autres méthodes. — Nous avons pratiqué plusieurs fois chez quelques malades trois injections intraveineuses consécutives en employant les trois méthodes différentes (1) et chaque fois c'est l'injection neutre qui leur a laissé l'impression la moins désagréable ».

Enfin, au point de vue de l'activité thérapeutique, ils

____

1. Acide, alcaline, neutre.

affirment l'excellence des résultats de l'injection et posent en conclusion générale « que l'introduction du dioxydiamidoarsénobenzol *insoluble* dans le sang par voie intraveineuse constitue peut-être le procédé de choix ».

Devant les résultats si favorables obtenus avec la suspension à 0 gr. 60 pour 300 centimètres cubes, les auteurs se proposent de réduire de beaucoup le volume de liquide à injecter et notamment d'injecter une suspension à 0 gr. 30 pour 15 centimètres cubes. Malgré la tolérance remarquable montrée par les animaux auxquels j'ai injecté des solutions concentrées — on se rappelle la dose de 0 gr. 054 par kilogramme supportée, en solution à 0,50 pour 75, par le lapin, — je ne saurais trop déconseiller l'emploi par la voie intraveineuse de suspension aussi concentrées tant qu'elles sont réalisées en milieu choruré sodique. Utilisées en milieu glucosé ou lactosé fortement hypertonique, ou même en milieu gélatineux, ou additionnées simplement de substances stabilisant l'émulsion, elles pourraient sans doute, aux doses thérapeutiques, se trouver parfaitement dépourvues de nocuité, mais des recherches complémentaires s'imposent sur ce point et je ne puis, pour le moment, donner une conclusion ferme à ce sujet.

Je ferai remarquer en tout cas que dans la suspension utilisée par Lévy-Bing (0,30 de salvarsan + 150 cc. NaCl à 7 °/₀₀ + VI gouttes NaOH à 15 °/₀), la quantité de soude étant inférieure à la quantité théorique nécessaire pour saturer exactement les deux HCl, la précipitation du dioxydiamidoarsénobenzol n'est complète que par suite du grand excès de solution chlorurée sodique (influence d'une addition homoïonique) ; si donc pour une même dose de salvarsan, on diminue fortement le volume à injecter ou la quantité de chlorure de sodium, il faudra avoir soin, pour obtenir une précipitation complète, d'augmenter convenablement la quantité de soude.

Préparations neutres étudies expérimentalement.

Les préparations neutres dont j'ai étudié la toxicité, chez le lapin, peuvent se grouper en quatre catégories principales, suivant leur mode général d'obtention.

1° Les préparations obtenues par *addition de soude à des solutions acides de salvarsan*; ces préparations elles-mêmes peuvent se diviser en *trois sous-groupes*, suivant qu'elles sont effectuées avec la proportion de soude préconisée par Ehrlich (0 cc. 456 NaOH à 15 °/₀ par 0,60 de salvarsan), la proportion utilisée par Lévy-Bing (XII gouttes, soit 0 cc. 54 par 0,60 de salvarsan), ou la proportion théorique correspondant à la neutralisation exacte des deux HCl (0 cc. 673 par 0 gr. 60).

2° Les préparations obtenues par *addition de bicarbonate de soude à des solutions acides* de salvarsan.

3° Les préparations obtenues par *addition de bicarbonate de soude à des solutions bialcalines* de salvarsan.

4° Les préparations obtenues par *précipitation des solutions bialcalines par un courant de CO^2*.

Pour la plupart de ces divers groupes de préparations j'ai étudié la toxicité comparativement en milieu chloruré sodique et en milieu sucré (glucosé ou lactosé, isotonique ou hypertonique), certaines des préparations neutres en milieu sucré constituant non des suspensions, mais de vraies solutions.

Dans les préparations en milieu sucré, le dioxydiamidoarsénobenzol ne se trouve pas en milieu absolument privé d'électrolytes, une certaine quantité de sel se trouvant toujours en solution par suite de la neutralisation des groupes — HCl ou — ONa.

Pour toutes les préparations, le salvarsan a été d'abord dissous dans un volume de sérum chloruré ou sucré très voisin du volume de la dilution définitive et là neutralisation opérée ensuite en milieu déjà dilué.

Pour les injections de préparations insolubles, les suspensions utilisées étaient toujours maintenues, au cours de l'injection, aussi homogènes que possible, par agitation convenable de l'appareil à injection.

Dans toutes les données numériques qui suivront, la teneur des préparations en dioxydiamidoarsénobenzol est exprimée en poids de dichlorhydrate initial (salvarsan) ; de même, les chiffres de toxicité sont exprimés en dichlorhydrate.

CHAPITRE II

TOXICITÉ DES PRÉPARATIONS NEUTRES OBTENUES PAR ADDITION DE SOUDE A DES SOLUTIONS BIACIDES DE SALVARSAN

Préparations obtenues par addition de la dose de soude préconisée par Ehrlich pour l'injection intramusculaire insoluble. — Préparations obtenues par addition d'une dose de soude un peu supérieure. — Préparations obtenues par addition de la dose de soude neutralisant exactement les deux HCl du dichlorhydrate. — Conclusions sur ces divers groupes de préparations.

Lorsque la quantité de soude ajoutée correspond exactement à la quantité théorique nécessaire pour neutraliser les deux HCl du dichlorhydrate, la réaction de préparation est représentée par la formule suivante :

$$\begin{array}{c}
HCl.AzH^2 \\
\diagdown \\
OH
\end{array}\!\!\!> C^6H^3\!-\!As\!=\!As\!-\!C^6H^3 <\!\!\!\begin{array}{c}
AzH^2.HCl \\
\diagup \\
OH
\end{array}\ +2NaOH=$$

dichlorhydrate de dioxydiamidoarsénobenzol
(Salvarsan, *soluble*)

$$=\begin{array}{c}
AzH^2 \\
\diagdown \\
OH
\end{array}\!\!\!> C^6H^3\!-\!As\!=\!As\!-\!C^6H^3 <\!\!\!\begin{array}{c}
AzH^2 \\
\diagup \\
OH
\end{array}\ +2NaCl+2H^2O$$

dioxydiamidoarsénobenzol
(base du 606, *insoluble* en milieu neutre *chloruré sodique*,
soluble en milieu *glucosé* ou *lactosé*, suffisamment
riche en sucre)

Lorsque au contraire la quantité de soude ajoutée est inférieure à la quantité théorique correspondant aux deux HCl, et que la préparation est effectuée en présence d'un excès de NaCl, la précipitation du dioxydiamidoarsénobenzol comporte deux réactions, *une chimique proprement dite*, dans laquelle NaOH neutralise la quantité d'HCl correspondant, et *une physico-chimique*, dans laquelle les systèmes H. $\overline{Cl}$ non intervenus dans la réaction précédente cessent, sous l'influence de l'excès de NaCl, d'être ionisés et deviennent incapables de rester fixés sur le dioxydiamidoarsénobenzol, d'où précipitation de ce dernier :

$$
\overline{Cl}.H.AzH^2\Big\rangle\cdots\Big\langle{}^{AzH^2.H.\overline{Cl}}_{OH} + (2-x)NaOH + QNaCl =
$$

$$
= \begin{cases} 1^\circ : (2-x)NaCl + (2-x)H^2O + \left(1-\dfrac{x}{2}\right){}^{AzH^2}_{OH}\Big\rangle\cdots\Big\langle{}^{AzH^2}_{OH} \\[4pt] \underbrace{\qquad\qquad\qquad}_{\substack{\text{proportion de base précipitée}\\ \text{par neutralisation}}} \\[10pt] 2^\circ : QNaCl + x\left|\overline{\overline{HCl}}\right| + \left(\dfrac{x}{2}\right){}^{AzH^2}_{OH}\Big\rangle\cdots\Big\langle{}^{AzH^2}_{OH} \\[4pt] \underbrace{\qquad\qquad\qquad}_{\substack{\text{proportion de base précipitée}\\ \text{par dissociation de HCl désionisé}}} \end{cases}
$$

J'étudierai successivement la toxicité des trois sous-groupes de préparation signalés plus haut, différant précisément les uns des autres par la quantité de soude ajoutée pour la précipitation.

A) Préparations obtenues par addition de la dose de soude préconisée par Ehrlich pour l'injection intramusculaire insoluble.

Je rappelle que cette dose de soude est de 0 cc. 456 de NaOH à 15 % par 0 gr. 60 de salvarsan.

Les préparations employées dans mes expériences ont été les suivantes.

a) *En milieu chloruré sodique.*

1° Préparation à 0 gr. 60 pour 400 centimètres cubes dans le chlorure de sodium à 6 %oo.

Elle constitue une *suspension* homogène, à flocons assez fins, qui, filtrée sur papier, donne un filtratum absolument limpide et incolore ne présentant ni coloration ni trouble par addition complémentaire de soude. (Léger brunissement au bout de plusieurs jours seulement). La précipitation du dioxydiamidoarsénobenzol est donc pratiquement complète.

2° Préparation à 0 gr. 60 pour 300 centimètres cubes dans le chlorure de sodium à 6 %oo : *suspension* présentant les mêmes caractères que la précédente.

b) *En milieu sucré isotonique.*

3° Préparation à 0 gr. 60 pour 400 centimètres cubes dans le glucose à 45 %oo.

Cette préparation constitue une *solution* limpide. Il en est de même de la préparation obtenue en présence d'eau distillée au lieu de solution glucosée. Par addition d'une quantité complémentaire de soude juste suffisante pour amener la neutralisation totale des deux XCl, ces solutions se transforment en suspension.

Le tableau VI groupe des résultats de toxicités obtenues avec les trois préparations ci-dessus décrites.

TABLEAU VI

Toxicité immédiate des préparations neutres.

chez le lapin (Injection intraveineuse)

Préparations obtenues par addition de NaOH à des solutions biacides de Salvarsan

(0 cc. 456 de NaOH à 15 °/₀ par 0 gr. 60 de Salvarsan : dose de NaOH préconisée par Ehrlich pour l'injection intramusculaire insoluble)

	Doses toxiques par kilogr. d'animal dans chaque expérience	Doses toxiques moyennes pour chaque espèce de préparation
a) En milieu chloruré sodique		
0 gr. 60 pour 400 cc. *in* NaCl à 6 °/₀₀ (*suspension*)	0,156 0,118 0,158 0,144 0,130 0,155	0,143
0 gr. 60 pour 300 cc. *in* NaCl à 6 °/₀₀ (*suspension*)	0,120 0,141 0,099 0,144 0,132	0,127
b) En milieu sucré isotonique		
0 gr. 60 pour 400 cc. *in* glucose à 45 °/₀₀ (*solution limpide*)	0,490 0,482 0,399 0,435 0,426	0,446

La comparaison entre elles des trois valeurs moyennes de ce tableau nous montre d'une part que les *suspensions* en milieu chloruré sodique aux dilutions de 0,60 pour 400 et 0,60 pour 300 ont des toxicités assez voisines (**0,143** et **0,127** par kilogramme d'animal) et d'autre part que la toxicité de la *solution* neutre, en milieu glucosé, est beaucoup plus faible que ces dernières (**0,446**).

Si maintenant l'on compare ces différents chiffres avec ceux qui ont été déjà donnés pour les solutions biacides et monoacides de dilutions correspondantes, on voit que l'écart est assez marqué pour les préparations en milieu chloruré sodique et peu marqué au contraire pour les préparations en milieu glucosé : la toxicité était en effet de 0,203 pour la solution biacide chlorurée sodique à 0,60 pour 400, de **0,188** pour la même monoacide, de **0,166** pour la biacide à 0,60 pour 300, de **0,490** pour la biacide glucosée isotonique à 0,60 pour 400, et de **0,494** pour la même monoacide. L'augmentation de toxicité des deux suspensions examinées paraît donc assez nettement en rapport avec le fait de l'insolubilisation *in vitro*.

Pour ces deux suspensions, les symptômes observés au cours de l'injection ont été de même nature que ceux qui ont été décrits à propos des injections de solutions acides en milieu chloruré sodique. Les lésions constatées à l'autopsie rappellent celles que provoquent les solutions acides concentrées, bien qu'à un degré d'intensité beaucoup plus faible ; l'œdème pulmonaire est constant. On peut retrouver, au microscope, dans le sang du cœur droit, de petites masses insolubles, mais beaucoup moins grossièrement agglomérées que dans le cas des injections acides à forte concentration.

Pour la solution en milieu glucosé, les symptômes et lésions sont exactement les mêmes que dans le cas des solutions acides correspondantes. Le cœur présente ici aussi une résistance particulièrement remarquable.

Aux doses thérapeutiques, et même à des doses trois fois plus élevées (0 gr. 01 — 0 gr. 03 par kilogramme), les trois préparations considérées se sont montrées absolument dépourvues de nocuité.

Le mécanisme de la toxicité, d'après les symptômes et lésions observés et d'après ce qui a été dit à propos du mécanisme de toxicité des solutions acides, est différent suivant qu'il s'agit des suspensions en milieu chloruré sodique ou de la solution en milieu glucosé. Dans le premier cas, la toxicité d'ordre mécanique joue un rôle assez important ; dans le second cas, c'est avant tout la toxicité d'ordre chimique qui intervient dans le mécanisme de la mort.

B) Préparations obtenues par addition de la dose de soude utilisée par Lévy-Bing et Durœux pour l'injection intraveineuse insoluble.

Je rappelle que cette dose de soude est de XII gouttes, soit environ 0 cc. 54, de NaOH à 15 % par 0 gr. 60 de salvarsan.

Les préparations employées dans mes expériences ont été les deux suivantes :

a) *En milieu chloruré sodique.*

Préparation à 0 gr. 60 pour 300 centimètres cubes dans le chlorure de sodium tantôt à 6, tantôt à 7 $^o/_{oo}$.

Elle constitue une *suspension* homogène présentant à peu près le même aspect physique et les mêmes caractères que la suspension correspondante précédemment examinée.

b) *En milieu glucosé isotonique.*

Préparation à 0,60 pour 300 centimètres cubes dans la glucose à 45 $^o/_{oo}$.

C'est une *suspension*, physiquement analogue à la précédente.

Le tableau VII montre les valeurs de toxicité relative à ces deux préparations.

TABLEAU VII

Toxicité immédiate des préparations neutres.

chez le lapin (Injection intraveineuse)

Préparations obtenues par addition de NaOH à des solutions biacides de Salvarsan

(XII gouttes — soit environ 0 cc. 54 — de NaOH à 15 % par 0 gr. 60 de Salvarsan : dose de NaOH utilisée par Lévy-Bing et Durœux pour l'injection intraveineuse insoluble préconisée par Fleig.)

	Doses toxiques par kilogr. d'animal dans chaque expérience	Doses toxiques moyennes pour chaque espèce de préparation
a) **En milieu chloruré sodique**		
0 gr. 60 pour 300 cc. *in* NaCl à 6-7 %₀ (*suspension*)	0,108 0,126 0,101 0,138 0,129	**0,120**
b) **En milieu sucré isotonique**		
0 gr. 60 pour 300 cc. *in* glucose à 45 %₀ (*suspension*)	0,152 0,133 0,148 0,168 0,135	**0,147**

Ce tableau montre que la suspension chlorurée sodique a la même toxicité (**0,120**) que la suspension correspondante de la série précédente (**0,127**) et que la *suspension glucosée* a une toxicité légèrement moindre (**0,147**), mais beaucoup plus grande néanmoins que celle de la préparation glucosée soluble de cette même série précédente (**0,446**).

Les symptômes et lésions observés dans le cas de ces suspensions sont de même nature que ceux qui se rapportent aux suspensions précédentes.

De même que pour ces dernières, l'injection intraveineuse de doses correspondant à 0 gr. 01 à 0 gr. 03 est absolument dépourvue de nocuité.

C) Préparations obtenues par addition de la dose de soude neutralisant exactement les deux HCl du dichlorhydrate.

Cette dose de soude, nous l'avons dit, est de 0 cc. 673 de NaOH à 15 °/₀ (soit environ XIV gouttes) par 0 gr. 60 de salvarsan.

Les préparations employées dans mes expériences ont été les suivantes :

a) *En milieu chloruré sodique.*

1° Préparation à 0 gr. 60 pour 400 centimètres cubes dans le chlorure de sodium à 6 °/₀₀.

Elle constitue une *suspension* à flocons assez volumineux, nettement moins fine que la suspension correspondante faite avec 0 cc. 456 de NaOH au lieu de 0 cc. 673.

b) *En milieux sucrés.*

α) *Isotoniques.*

2° Préparation à 0 gr. 60 pour 400 centimètres cubes dans le *glucose* à 45 °/₀₀.

Elle constitue une *suspension* homogène, à flocons beaucoup plus fins que pour la suspension précédente. Cette suspension devient de plus en plus fine et finalement atteindra un degré de division très avancé si on soumet le précipité à des centrifugations et lavages successifs à la solution glycosée isotonique.

3° Préparation à 0 gr. 60 pour 400 centimètres cubes dans le *lactose* à 95 °/₀₀.

Elle constitue une *solution* transparente, un peu *louche* seulement.

β) *Hypertoniques*. (Toutes ces préparations hypertoniques sont des *solutions* parfaitement limpides.)

4° Solution à 0 gr. 60 pour 400 centimètres cubes dans le glucose à 100 °/₀₀.

5° Solution à 0 gr. 60 pour 400 centimètres cubes dans le lactose à 200 °/₀₀.

6° Solution à 0 gr. 60 pour 200 centimètres cubes dans le lactose à 200 °/₀₀.

7° Solution à 0 gr. 60 pour 100 centimètres cubes dans le glucose à 200 °/₀₀.

8° Solution à 0 gr. 60 pour 100 centimètres cubes dans le lactose à 200 °/₀₀.

(Une addition complémentaire de soude à ces diverses solutions ne produit aucun précipité.)

Le tableau VIII groupe les résultats de toxicités obtenus pour les huit préparations en question.

TABLEAU VIII

Toxicité immédiate des préparations neutres.

chez le lapin (Injection intraveineuse).

Préparations obtenues par addition de NaOH à des solutions biacides de Salvarsan.

(0 cc. 673 — soit enviren XIV gouttes — de NaOH à 15 °/₀ par 0 gr. 60 de Salvarsan : dose de NaOH correspondant à la neutralisation exacte des deux HCl du dichlorhydrate.)

	Doses toxiques par kilogr. d'animal dans chaque expérience	Doses toxiques moyennes pour chaque espèce de préparation
a) En milieu chloruré sodique.		
0 gr. 60 pour 400 cc. *in* NaCl à 6 °/₀₀ (*suspension*)	0,147 0,149 0,114 0,130 0,140	0,136
b) En milieu sucré.		
ISOTONIQUE — 0 gr. 60 pour 400 cc. *in* glucose à 45 °/₀₀ (*suspension*)	0,153 0,193 0,144 0,180 0,139	0,161
0 gr. 60 pour 400 cc. *in* lactose à 95 °/₀₀ (*solution un peu louche*)	0,422 0,380 0,371 0,445 0,410	0,405
HYPERTONIQUE — 0 gr. 60 pour 400 cc. *in* glucose à 100 °/₀₀ (*solution limpide*)	0,499 0,480 0,476	0,485
0 gr. 60 pour 400 cc. *in* lactose à 200 °/₀₀ (*solution limpide*)	0,541 0,485 0.509	0,511
0 gr. 60 pour 200 cc. *in* lactose à 200 °/₀₀ (*solution limpide*)	0,420 0,581 0,502	0,501
0 gr. 60 pour 100 cc. *in* glucose à 200 °/₀₀ (*solution limpide*)	0,392 0,351 0,300 0,471	0,378
0 gr. 60 pour 100 cc. *in* lactose à 200 °/₀₀ (*solution limpide*)	0,360 0,388 0,359	0,369

On voit, d'après ce tableau, que la suspension chlorurée sodique présente une toxicité (**0,136**) voisine de celle des suspensions chlorurées sodiques précédemment examinées (0,143).

D'autre part, la *suspension en milieu glucosé isotonique* se montre *la moins toxique de toutes les suspensions* **0,161**, non seulement de celles qui sont préparées par addition de soude à des solutions acides, mais aussi de celles qui sont obtenues par les autres procédés (ainsi que nous le verrons plus loin). Elle est cependant beaucoup plus toxique que les *solutions* neutres, beaucoup plus même que les solutions neutres peu diluées : en effet, nous avons vu précédemment que la dose toxique pour la solution neutre à 0,60 pour 400 (avec 0 cc. 456 de NaOH à 15 °/₀ par 0 gr. 60 de 606) était de 0,446, et le dernier tableau nous indique, en outre, pour la solution isotonique de lactose à 0,60 pour 400 la dose toxique de **0,405**, pour les solutions hypertoniques à 0,60 pour 400 (glucose, lactose), les doses toxiques de **0,485, 0,511**, pour la solution hypertonique de lactose à 0,60 pour 200 la dose toxique de **0,501** et pour les solutions hypertoniques de glucose et de lactose à 0,60 pour 100 les doses toxiques de **0,378** et **0,369**.

Conclusions sur ces divers groupes de préparations.

Les solutions neutres se distinguent donc des suspensions neutres en ce qu'elles présentent des toxicités beaucoup moins élevées que celles de ces dernières. C'est que, pour les solutions neutres, la réaction produite au contact du sang n'aboutit qu'à la formation d'un précipité très faible, dont les particules sont en tout cas immédiatement réparties dans une grande masse de liquide et sont ainsi amenées à un état de division beaucoup plus fine que les particules du précipité des suspensions réalisées *in vitro* dans les conditions indiquées.

Cette différence d'ordre physique se trouve d'ailleurs tout à fait en rapport avec les symptômes et lésions différents observés dans les deux groupes de cas. Dans le cas des *suspensions* — et pour les dernières qui viennent d'être examinées les constatations sont les mêmes que pour celles qui ont été étudiées précédemment —, ces symptômes et lésions montrent que la toxicité mécanique joue un rôle important et provoque la mort avant que la toxicité chimique n'ait eu le temps d'exercer son action. Dans le cas des *solutions* neutres au contraire, les symptômes et lésions sont de même ordre que ceux qui ont été décrits à propos des solutions acides sucrées : c'est dire que la toxicité chimique est pour elles prépondérante et la toxicité mécanique accessoire.

Cette toxicité chimique ne s'exerce cependant qu'à un très faible degré sur le cœur, ce dernier pouvant se contracter encore spontanément à l'autopsie pendant quinze à vingt-cinq minutes.

Aux doses thérapeutiques, et même à des doses beaucoup plus considérables, ces diverses préparations, solubles ou insolubles, né provoquent pas le moindre effet nocif. Il en a été ainsi par exemple chez des lapins ayant reçu, par kilogramme, de 0 gr. 015 à 0 gr. 035

de salvarsan en suspension à 0 gr. 60 pour 400 centimètres cubes de glucose isotonique, et de 0 gr. 015 à 0 gr. 040 en solution neutre à 0 gr. 60 pour 400 centimètres cubes et à 0 gr. 60 pour 200 centimètres cubes de lactose hypertonique.

Au point de vue de l'application chez l'homme, les résultats expérimentaux qui viennent d'être analysés montrent que la suspension qui paraît la mieux appropriée à l'injection intraveineuse est la suspension à 0 gr. 60 pour 400 centimètres cubes dans le glucose à 45 °/₀₀ et que les solutions neutres susceptibles d'être les mieux tolérées sont les solutions à 0 gr. 60 pour 400 centimètres cubes de glucose à 100 °/₀₀ ou de lactose à 200 °/₀₀, et à 0 gr. 60 pour 200 centimètres cubes de lactose à 200 °/₀₀.

TOXICITÉ DES SUSPENSIONS NEUTRES OBTENUES PAR ADDITION DE BICARBONATE DE SOUDE A LA SOLUTION BIACIDE OU BIALCALINE DE SALVARSAN OU PAR PRÉCIPITATION DE CETTE DERNIÈRE PAR CO_2

Les réactions qui interviennent dans ces trois modes de préparation sont les suivantes :

1° Préparation par addition de bicarbonate de soude à des solutions biacides :

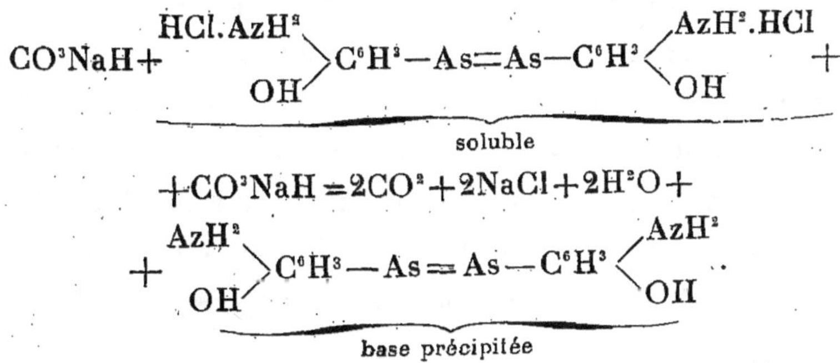

2° Préparation par addition de bicarbonate de soude à des solutions bialcalines :

$$CO^3NaH + \overset{AzH^2}{\underset{ONa}{\diagdown}}C^6H^3 - As = As - C^6H^3\overset{AzH^2}{\underset{ONa}{\diagup}} + CO^3NaH =$$

sel disodique, soluble

$$= 2CO^3Na^2 + \overset{AzH^2}{\underset{OH}{\diagdown}}C^6H^3 - As = As - C^6H^3\overset{AzH^2}{\underset{OH}{\diagup}} \cdot$$

base précipitée

3° Préparation par action d'un courant de gaz carbonique sur les solutions bialcalines :

$$CO^2 + H^2O + \overset{AzH^2}{\underset{ONa}{\diagdown}}C^6H^3 - As = As - C^6H^3\overset{AzH^2}{\underset{ONa}{\diagup}} + CO^2 +$$

sel disodique, soluble

$$+ H^2O = 2CO^3NaH + \overset{AzH^2}{\underset{OH}{\diagdown}}C^6H^3 - As = As - C^6H^3\overset{AzH^2}{\underset{OH}{\diagup}} \cdot$$

base précipitée

Dans le premier cas, la préparation s'effectue en ajoutant à 0 gr. 60 de salvarsan en solution déjà diluée 4 cc. 24 d'une solution de bicarbonate de soude à 5 %.

Dans le second cas, après avoir ajouté à 0 gr. 60 de salvarsan déjà dilué 1 cc. 346 de soude à 15 % pour obtenir la solution dite bialcaline (sel disodique, correspondant à 4 molécules de soude pour une molécule de salvarsan), on produit la précipitation au moyen de la même quantité de bicarbonate de soude que précédemment.

Dans le troisième cas, après avoir obtenu la solution bialcaline, on fait passer dans celle-ci un courant de CO_2 jusqu'à ce que la précipitation cesse de se faire.

Dans les trois cas, les suspensions peuvent être réali-sées en milieu chloruré sodique ou en milieu sucré.

Pour les deux dernières suspensions, la préparation est peu pratique ; pour la première, elle est au contraire très rapide et pratique.

Les suspensions de ces trois groupes dont j'ai étudié la toxicité sont les suivantes :

A) *Suspensions obtenues par addition de CO_3NaH aux solutions biacides.*

a) *En milieu chloruré sodique.*

1° Suspension à 0 gr. 60 pour 400 centimètres cubes dans le chlorure de sodium à 6 °/₀₀ (flocons assez vo-lumineux).

b) *En milieu sucré.*

2° Suspension à 0 gr. 60 pour 400 centimètres cubes dans le glucose à 45 °/₀₀. Dans ce cas, la toxicité a été étudiée à la fois sur la suspension fraîchement préparée et sur la suspension préparée depuis dix-huit heures.

3° Suspension à 0 gr. 60 pour 100 centimètres cubes dans le glucose à 200 °/₀₀.

4° Suspension à 0 gr. 60 pour 200 centimètres cubes dans le lactose à 200 °/₀₀.

B) *Suspensions obtenues par addition de CO_3NaH aux solutions bialcalines.*

La seule suspension de ce genre dont j'ai étudié la toxicité est la suspension à 0 gr. 60 pour 400 centimètres cubes dans le chlorure de sodium à 6 °/₀₀.

C) *Suspensions obtenues par précipitation des solu-tions bialcalines par un courant de CO_2.*

1° Suspension à 0 gr. 60 pour 400 centimètres cubes dans le chlorure de sodium à 6 %.

2° Suspension à 0 gr. 60 pour 400 centimètres cubes dans le glucose à 45 %.

Les suspensions de ces trois groupes sont à flocons moins fins que les suspensions précédemment étudiées (surtout les suspensions préparées au moyen de CO_3NaH).

Le tableau IX groupe les résultats qui s'y rapportent.

TABLEAU IX

Toxicité immédiate des préparations neutres.

chez le lapin (Injection intraveineuse)

Préparations obtenues par addition de CO³NaH
à des solutions biacides de Salvarsan

(4 cc. 24 de CO³NaH à 5 °/₀, par 0 gr. 60 de Salvarsan)

	Doses toxiques par kilogr. d'animal dans chaque expérience	Doses toxiques moyennes pour chaque espèce de préparation
a) En milieu chloruré sodique		
0 gr. 60 pour 400 cc. *in* NaCl à 6 °/₀₀ (*suspension*)	0,077 0,071 0,050 0,096 0,117 0,092	0,083
b) En milieu sucré		
Isotonique — 0 gr. 60 pour 400 cc. *in* glucose à 45 °/₀₀ (*suspension*)	0,030 0,030 0,032 0,040 0,059 0,083	0,045
Même suspension, après 18 heures de conservation.	0,071 0,086 0,150 0,110	0,104
Hypertonique — 0 gr. 60 pour 100 *in* glucose à 200 °/₀₀ (*suspension*)	0,105 0,098 0,090 0,120	0,103
0 gr. 60 pour 100 cc. *in* lactose à 200 °/₀₀ (*suspension*)	0,099 0,096 0,108	0,101

Préparations obtenues par addition de CO³NaH
à des solutions bialcalines de Salvarsan

0 gr. 60 pour 400 *in* NaCl à 6 °/₀₀ (*suspension*)	0.089 0,107 0,101 0,080	0,094

TABLEAU IX (*Suite*)

Préparations obtenues par précipitation des solutions bialcalines par un courant de CO_2

	Doses toxiques par kilogr. d'animal dans chaque expérience	Doses toxiques moyennes pour chaque espèce de préparation
0 gr. 60 pour 400 cc. *in* NaCl à 6 °/₀₀ (*suspension*)	0.084 0,069 0,075 0,098	0,081
0 gr. 60 pour 400 cc. *in* glucose à 45 °/₀₀ (*suspension*)	0,101 0,111 0,082 0,098	0,098

Ce tableau montre que toutes ces suspensions sont nettement plus toxiques que les suspensions préparées par simple addition de soude et surtout beaucoup plus que les *solutions* neutres.

Aussi ne me paraissent-elles pas devoir être conseillées au point de vue pratique pour l'injection intraveineuse insoluble, bien qu'injectées chez le lapin et le chien aux doses thérapeutiques (0 gr. 01 à 0 gr. 015 par kgr.) elles aient été parfaitement tolérées.

Chez les animaux qui succombent aux doses toxiques, les symptômes et lésions observés sont exclusivement d'origine mécanique ; l'œdème pulmonaire aigu est extrêmement marqué.

Si les suspensions au bicarbonate sont à déconseiller pour l'injection intraveineuse, elles sont très appropriées au contraire pour l'injection intramusculaire, et même préférables dans ce cas aux suspensions à la soude : s'il arrive en effet que la neutralisation ne soit pas bien exacte et que l'émulsion contienne un léger excès de bicarbonate, ce dernier n'exerce pas sur les tissus l'action *irritante et caustique* que la soude peut produire si elle se retrouve même en faible excès dans les préparations habituelles.

Comme on le voit, les expériences de toxicité effectuées avec les trois derniers groupes de suspension ne modifient nullement les conclusions que j'ai été amené à poser à la suite des résultats obtenus avec les suspensions et solutions neutres préparées par simple addition de soude (Cf. p. 150). C'est donc à celles que j'ai indiquées parmi ces dernières qu'il faut pour le moment avoir recours en thérapeutique humaine si l'on veut utiliser les préparations neutres en injection intraveineuse.

TROISIÈME PARTIE

Toxicité des solutions alcalines

Toxicité des solutions alcalines

On sait que les solutions alcalines de salvarsan effectuées avec trois molécules de soude pour une molécule de salvarsan donnent lieu à la formation du sel monoso-

$$\text{AzH}^2 \diagdown$$
$$\qquad \text{C}^6\text{H}^2\!-\!\text{As}\!=\!\text{As}\!-\!\text{C}^6\text{H}^2 \diagup \text{AzH}^2$$
$$\text{ONa}\diagup \qquad\qquad\qquad\qquad \diagdown\text{OH,}$$

dique, et que les solutions effectuées avec quatre molécules de soude donnent lieu à la formation du sel disodique,

$$\text{AzH}^2 \diagdown$$
$$\qquad \text{C}^6\text{H}^3\!-\!\text{As}\!=\!\text{As}\!-\!\text{C}^6\text{H}^2 \diagup \text{AzH}^2$$
$$\text{ONa}\diagup \qquad\qquad\qquad\qquad \diagdown\text{ONa.}$$

Les premières sont dites *solutions monoalcalines*, les secondes *solutions bialcalines*.

Les solutions effectuées avec des quantités de soude intermédiaires aux deux précédentes sont constituées par un mélange de sel monosodique et de sel disodique. Il en est ainsi par exemple de la solution alcaline réalisée avec la dose de soude conseillée par Ehrlich pour l'injection intraveineuse chez l'homme (le fait sera précisé plus loin) ; je désignerai cette solution sous le terme de *solution alcaline selon Ehrlich*.

Ces trois sortes de solutions peuvent d'ailleurs, comme les préparations précédemment examinées, être faites en milieu chloruré sodique ou en milieu sucré, glucosé ou lactosé, isotonique ou hypertonique, et à des degrés de dilution variables.

Elles sont absolument limpides, toutes plus fortement jaunes que les solutions acides.

Bien que, en pratique, la solution alcaline selon Ehrlich ait été jusqu'à aujourd'hui la plus communément employée, divers médecins ont assez fréquemment utilisé aussi les solutions monoalcalines et bialcalines ; certains ont même injecté des solutions d'alcalinité différente encore, c'est-à-dire soit un peu inférieure à celle de la monoalcaline, soit un peu supérieure à celle de la bialcaline.

Or, de divers côtés, des accidents (locaux ou généraux) ont été signalés comme dus à l'emploi de solutions hypoalcalines (monoalcalines ou voisines) ou au contraire hyperalcalines. Il était donc particulièrement indiqué d'étudier méthodiquement et comparativement la toxicité des trois groupes de solutions.

J'ai entrepris cette étude non seulement pour les solutions en milieu chloruré sodique, les seules qui aient été cliniquement employées, mais aussi pour les solutions en milieu sucré que j'ai déjà fait appliquer chez l'homme dans divers cas où leurs avantages généraux et spéciaux les indiquaient particulièrement.

CHAPITRE PREMIER

TOXICITÉ DES SOLUTIONS ALCALINES SELON EHRLICH

Données techniques sur ces solutions. — Données historiques et critiques relatives aux recherches des différents auteurs.
Recherches personnelles sur la toxicité des solutions biacides en milieu chloruré sodique et en milieu sucré. — Expériences de toxicité. — Symptomatologie. — Mécanisme de la toxicité.

Données techniques sur ces solutions.

Ces solutions s'obtiennent en ajoutant à la solution biacide de salvarsan déjà diluée 1 cc. 14 (soit XXIII à XXIV gouttes) de soude à 15 % par 0 gr. 60 de salvarsan.

Leredde et Kuenemann prétendent que cette proportion de soude classiquement préconisée pour la préparation des solutions alcalines ne permet pas d'obtenir une solution vraie.

« Nous avons fait faire, disent-ils, des ampoules stéri-
« lisées contenant les XXIII gouttes de solution sodi-
« que réglementaires. Avec ces XXIII gouttes, nous ne
« sommes jamais arrivés à une alcalinité suffisante de
« la solution pour que le précipité qui se forme au dé-
« but de la préparation arrive à se dissoudre. Comptant

« alors nous-mèmes nos gouttes, avec un compte-gouttes
« normal soigneusement vérifié et donnant avec l'eau
« distillée des gouttes de 1/20 de centimètre cube, nous
« pûmes constater que XXVIII gouttes sont nécessaires
« pour obtenir seulement la dissolution du précipité.
« Pour obtenir une alcalinité suffisante, il faut ajouter
« non pas XXIII, mais XXXVI gouttes (1). »

Il est à peine besoin de faire remarquer que ces affir-
mations sont contraires aux observations de tous les
médecins qui ont préparé les solutions « alcalines selon Ehrlich » suivant une technique irréprochable.
L'échec des auteurs ne peut s'expliquer que par des
fautes de technique : ou bien ils ont employé pour
leurs solutions un sérum artificiel préparé avec du chlorure de sodium très impur, ou bien, ce qui est plus
vraisemblable, ils se sont servis soit d'une solution de
soude *carbonatée*, soit d'une solution faite en pesant
15 grammes de soude et en ajoutant de l'eau jusqu'à un
volume total de 100 centimètres cubes, ce qui, le fait
est bien connu, ne donne point une solution de NaOH
à 15 %, mais à un titre bien inférieur, vu l'hydrata-
tion toujours élevée de la soude à l'état solide. On ne
peut admettre que l'absence de dissolution du dioxydiamidoarsénobenzol ait été due à la présence d'un excès
de chlorure de sodium pur (NaCl en excès dissociant par
désionisation le dérivé sodique du salvarsan avec précipitation de la base, ainsi que je l'ai montré) : le chlo-

<hr>

1. LÈREDDE et KUENEMANN. Les accidents du 606 et leurs causes. Statistique de 468 injections intraveineuses. *Société française de dermatologie et de syphiligraphie*, 7 décembre 1911, 449-485. (Citation page 457.)

rure de sodium n'exerce en effet une action de ce genre que s'il est ajouté aux solutions en proportions bien plus considérables que celles où il se trouve dans les solutions destinées à l'injection intraveineuse. — Pour préparer les solutions alcalines de salvarsan, il est donc indispensable de n'utiliser que des solutions de soude *chimiquement titrées* à 15 °/₀ et *non carbonatées* : dans ces conditions, la *redissolution du précipité se produit parfaitement bien non seulement avec XXIII gouttes de soude par 0 gr. 60 de salvarsan, mais aussi avec des quantités de soude déjà bien inférieures.*

Dans les solutions alcalines selon Ehrlich, contrairement à ce que pensent la plupart de ceux qui les préconisent et de ceux qui les utilisent, tout le salvarsan n'est point contenu dans ces solutions à l'état de sel disodique. Le calcul m'a montré en effet que sur les **0 gr. 60 de dichlorhydrate** initial, **0 gr. 232** passaient à l'état de **sel disodique** et **0 gr. 368** passaient à l'état de **sel monosodique**, c'est-à-dire que **37 °/₀** seulement du dichlorhydrate (donc **un peu plus d'un tiers**) se transforment en **sel disodique** et **63 °/₀** (donc **près des deux tiers**) en **sel mono-sodique**.

Si, au lieu d'exprimer le rapport en dichlorhydrate initial on l'exprime en sel formé, on voit que les 0 gr. 60 de dichlorhydrate forment **0 gr. 200 de sel disodique** et **0 gr. 300 de sel monosodique**, c'est-à-dire que dans la solution alcaline selon Ehrlich les deux sels forment un mélange de **40 °/₀** de sel disodique et **60 °/₀** de sel monosodique, soit 2/5 de disodique pour 3/5 de monosodique.

La solution alcaline en question représente donc surtout une solution de sel monosodique.

Données historiques et critiques relatives aux recherches des différents auteurs.

D'après W. Schwartz et P. Flemming, le lapin pourrait supporter, par kilogramme, en injection intraveineuse, *sans montrer de phénomènes d'intoxication*, 0 gr. 20 de 606 en solution alcaline, et les auteurs ajoutent que, d'après Hata, la dose mortelle pour le lapin est de 0 gr. 30 par kilogr. (1).

Ces données cependant ne paraissent pas présenter toutes les garanties d'exactitude : en ce qui concerne la dose extrêmement élevée de 0 gr. 20 par kilogramme, supportée d'après les auteurs, « *ohne Vergiftungserscheinungen* », aucune expérience n'est citée ; quant à la dose mortelle que les mêmes auteurs prétendent avoir été fixée par Hata, à 0 gr. 30 par kilogr., Hering a déjà fait très justement remarquer qu'on ne la trouvait mentionnée dans aucune publication ni de Hata ni de Ehrlich et que Hata avait seulement indiqué le chiffre de 0 gr. 10 par kilogr. pour la « *Dosis tolerata* » en injection intraveineuse chez le lapin (2).

1. *Loc. cit.*, p. 2140 : « Dagegen konnten anstandslos Dosen von 0,1 Hata, alkalisiert durch I ccm Natronlauge (Vorschrift nach Hoppe : auf je 0,1 Hata 1 ccm NaOH), in 20 ccm steriles Wasser verabreicht werden. Auch 0,2 Hata auf 1.000 g. Kaninchen rief keine Vergiftungserscheinungen hervor. Nach Hata betrægt bekänntlich die Dosis letalis pro Kilogramm Kaninchen 0,3 Hata. »

2. H. E. Hering. *Loc. cit.*, p. 2622 : « Weder in der Mitteilung von Hata (Chemotherapie der Spirillosen, Verhandlungen des 27. Kongresses für innere Medizin (avril 1910)... noch in dem kürzlich erschienenen Buche von Ehrlich und Hata (Die experimentelle Chemotherapie der

D'après Hering, on peut, sans amener la mort de l'animal pendant l'expérience, injecter des doses de solution alcaline chez le lapin vingt fois plus élevées et chez le chien dix fois plus élevée que la dose mortelle de solution acide (1). A ce sujet, je dois rappeler que les solutions acides employées par Hering étaient relativement concentrées (0 gr. 60 pour 120) et que les expériences de l'auteur étaient faites sur des échantillons de 606 provenant du laboratoire d'Ehrlich, lesquels, nous l'avons vu à propos des solutions acides, se sont montrés entre les mains de divers auteurs beaucoup plus toxiques que le salvarsan définitif (20 fois plus : Hoke et Rihl), ces différences de toxicité étant surtout marquées pour les solutions acides. La formule de Hering sur la toxicité relative des solutions acides et des solutions alcalines ne peut donc plus être considérée aujourd'hui comme exacte.

Récemment, M. Kochmann (2) vient de fournir quelques chiffres sur la toxicité du salvarsan en solutions alcalines selon Ehrlich ; ces chiffres ne se rapportent d'ailleurs pas à la toxicité immédiate proprement dite, ainsi qu'on va le voir.

Spirillosen. Berlin, Verlag von Julius Springer, 1910) habe ich jene Angabe finden kœnnen. Es wird nur die « Dosis tolerata » der alkalischen Lœsung angegeben und zwar 0,1 pro Kilogramm Kaninchen bei intravenœser Anwendungsweise. »

1 «... von der alkalischen kann man viel grœssere Dosen infundieren, so z. B. beim Kaninchen die 20 fache, beim Hund die 10 fache Menge der totalen Dosis der sauren Lœsung, ohne dass die Tiere wœhrend des Versuches zugrunde gehen. » (P. 2.621.)

2. Martin Kochmann. Die Toxizitœt des Salvarsans bei intravenöser Einverleibung nach Versuchen am Hund und Kaninchen. *Münchener medizinische Wochenschrift*, LIX Iahrg., 2 janvier 1912, 18-19.

L'auteur a employé des solutions à 2-3,5 °/₀ (soit 0,60 pour 17 à 30 cc.), en injection très lente par la jugulaire. (L'injection durait quelquefois 25 minutes). Chez le lapin, à la dose de 0 gr. 100 par kilogramme, la mort est survenue neuf jours après l'injection (une expérience) et à la dose de 0 gr. 200, au bout de deux heures (une expérience) ; des doses de 0 gr. 030 à 0 gr. 070 par kilogramme ont été au contraire fort bien supportées. Chez le chien, la dose de 0 gr. 050 a été mortelle au bout d'un jour et celle de 0. gr. 100 l'a été au bout de dix heures.

Suivant la durée de la survie, les troubles ou lésions observés ont été les suivants : albuminurie, glycosurie, lésions inflammatoires du tube digestif avec petits foyers hémorragiques disséminés. Ces constatations ont amené l'auteur à expliquer la mort par une intoxication arsenicale typique :

« Diese Erscheinungen : Albuminurie und Glycosurie,
« Ulcera in der Magenschleimhaut mit kleinsten Blut-
« ungen — wahrscheinlich handelt es sich um kleine
« Thrombosen — sowie die entzündlichen Erscheinung-
« en im Darm sprechen mit Sicherheit dafür, dass es
« sich bei der Salvarsanvergiftung um die typische
« Arsenwirkung handelt. » (P. 18) (1).

---

1. Voir aussi : EDMUND HOKE u. JULIUS RIHL. Die Toxizitæt des Salvarsans bei intravenœser Einverleibung nach Versuchen am Hund und Kaninchen, Bemerkungen zu dem Aufsatz von Herrn Priv. Doz. Dr. Martin Kochmann. *Münchener medizinische Wochenschrift,* LIX Jahrg., 26 mars 1912, p. 707.

Dans cette note, les auteurs rappellent qu'ils ont trouvé comme dose

Bien que ces symptômes puissent se retrouver en effet dans l'intoxication arsenicale, la conclusion de l'auteur me paraît trop exclusive : je crois plus juste d'attribuer le mécanisme de la mort à la fois à l'action de l'arsenic et à celle des groupements phénoliques (groupements sels de phénol — ONa), les phénols pouvant donner lieu à des phénomènes toxiques de même genre.

En somme, la littérature nous fournit fort peu d'indications sur la toxicité des solutions alcalines selon Ehrlich en injections intraveineuses ; et encore ces quelques indications sont-elles fort disparates et peu comparables entre elles.

Recherches personnelles sur la toxicité d es solu tions alcalines selon Ehrlich en milieu chloruré sodique et en milieu sucré.

Solutions utilisées et résultats des expériences.

Dans une première série de recherches, j'ai étudié, toujours dans les conditions expérimentales habituelles, la toxicité immédiate, chez le lapin, des solutions suivantes.

mortelle, en injection intraveineuse chez le lapin, 0 gr. 204 de salvarsan par kilogramme d'animal (moyenne de cinq expériences). Ils renvoient à ce sujet à leurs publications antérieures : *Kongress für innere Medizin in Wiesbaden*, avril 1911 ; *Zeitschrift für experimentelle Pathologie und Therapie*. IX, 3 août 1911.

A) *En milieu chloruré sodique.*

1° Solution à 0 gr. 60 pour 400 centimètres cubes dans le chlorure de sodium à 9 pour °/₀₀.

2° Solution à 0 gr. 60 pour 400 centimètres cubes dans le chlorure de sodium à 6 pour °/₀₀.

3° Solution à 0 gr. 60 pour 200 centimètres cubes dans le chlorure de sodium à 9 pour °/₀₀.

4° Solution à 0 gr. 60 pour 200 centimètres cubes dans le chlorure de sodium à 6 pour °/₀₀.

B) *En milieu sucré.*

5° Solution à 0 gr. 60 pour 400 centimètres cubes dans le glucose à 45 pour °/₀₀.

6° Solution à 0 gr. 60 pour 400 centimètres cubes dans le lactose à 95 pour °/₀₀.

7° Solution à 0 gr. 60 pour 100 centimètres cubes dans le glucose à 200 pour °/₀₀.

8° Solution à 0 gr. 60 pour 100 centimètres cubes dans le lactose à 200 pour °/₀₀.

Les résultats sont consignés dans le tableau X.

TABLEAU X

Toxicité immédiate des solutions « alcalines selon Ehrlich »

chez le lapin (Injection intraveineuse)

(3/5 DE SEL MONO — ET 2/5 DE SEL DISODIQUE : 1 cc. 14 de NaOH à 15 °/ par 0 gr. 60 de Salvarsan.

	Doses toxiques par kilogr. d'animal dans chaque expérience	Doses toxiques moyennes pour chaque espèce de préparation
a) En milieu chloruré sodique		
Sol. à 0 gr. 60 pour 400 cc. *in* NaCl à 9 °/₀₀	0,299 0,252 0,180 0,245 0,320	0,258
Sol. à 0 gr. 60 pour 400 cc. *in* NaCl à 6 °/₀₀	0,244 0,234 0,237 0.248 0,298 0,287 0,176 0,182 0,280	0,242
Sol. à 0 gr. 60 pour 200 cc. *in* NaCl à 9 °/₀₀	0,200 0,290 0,162 0,170 0,279	0,221
Sol. à 0 gr. 60 pour 200 cc. *in* NaCl à 6 °/₀₀	0,180 0.231 0,222 0,249	0,220
b) En milieu sucré.		
ISOTONIQUE { Sol. à 0 gr. 60 pour 400 cc. *in* glucose à 45 °/₀₀	0,422 0.314 0,380 0,399 0,408	0,384
Sol. à 0 gr. 60 pour 400 cc. *in* lactose à 95 °/₀₀	0,496 0,502 0,381 0,397 0,486 0,498	0,460

TABLEAU X (*suite*)

		Doses toxiques par kilogr. d'animal dans chaque expérience	Doses toxiques moyennes pour chaque espèce de préparation
HYPERTONIQUE	Sol. à 0 gr. 60 pour 100 cc. *in* glucose à 200 °/₀₀.	0,490 0,386 0,460 0,437	0,443
	Sol. à 0 gr. 60 pour 100 cc. *in* lactose à 200 °/₀₀.	0,554 0,490 0,332 0,559 0,520	0,491

Ce tableau montre tout d'abord que les solutions en milieu chloruré sodique ont à peu près la même toxicité, qu'elles soient faites dans le chlorure de sodium à 9 pour °/₀₀ ou qu'elles soient faites dans le chlorure de sodium à 6 pour °/₀₀.

D'autre part que les solutions à 0,60 pour 200 sont à peine plus toxiques que les solutions à 0,60 pour 400, par conséquent, que, dans les limites de l'expérience, *la concentration joue un rôle beaucoup moins considérable dans la toxicité des solutions alcalines que dans la toxicité des solutions acides.*

Enfin que les *solutions en milieu sucré sont une fois et demie à deux fois moins toxiques que les solutions en milieu chloruré sodique,* les solutions en milieu sucré hypertonique étant elles-mêmes moins toxiques que les solutions en milieu isotonique, même pour un degré de dilution quatre fois plus faible.

Si l'on compare maintenant la première partie de ce tableau (solutions chlorurées sodiques) au tableau I concernant la toxicité des solutions biacides, on voit que dans le cas des dilutions les plus fortes (à 0,60 pour 400) la *toxicité des solutions acides n'est guère plus élevée que celle des alcalines* (acides = 0,190-0,203 ; alcalines = 0,242-0,258), mais que, au contraire, *dans le cas de dilutions plus faibles* (à 0,60 pour 200) *les différences de toxicité entre les solutions acides et alcalines s'accentuent beaucoup plus* (acides = 0,136-0,140 ; alcalines = 0,220-0,221).

Si d'autre part l'on compare la seconde partie du tableau (solutions sucrées) au tableau II concernant la toxicité des solutions biacides en milieu sucré, on voit que *la toxicité des solutions acides sucrées est à peu près constamment moins élevée que celle des solutions alcalines correspondantes* (acides isotoniques = 0,490, 0,605 ; alcalines isotoniques = 0,384, 0,460 ; acides hypertoniques = 0,451, 0,443 ; alcalines hypertoniques = 0,443, 0,491).

Symptomatologie des expériences de toxicité.

Les symptômes observés au cours de l'injection sont un peu différents suivant qu'il s'agit des solutions en milieu chloruré sodique ou des solutions en milieu sucré.

Pour les solutions en milieu chloruré sodique, ils sont à peu près les mêmes dans le cas de dilution à 0,60 pour 400 et dans le cas de dilution à 0,60 pour 200. Au fur et à mesure que la quantité de liquide devient plus importante, la respiration devient dyspnéique ; le cœur, après s'être accéléré, se ralentit, présente des irrégularités et surtout se contracte avec de moins en moins d'énergie. L'animal réagit de temps en temps par quelques secousses, et peut présenter du tremblement ; les phénomènes excito-moteurs sont cependant toujours moins marqués que dans le cas des solutions acides. La respiration devient de plus en plus superficielle, tantôt ralentie, tantôt accélérée. Les réflexes cornéen et palpébral s'émoussent et disparaissent bien avant l'arrêt respiratoire ; l'exophtalmie est très accentuée, les pupilles dilatées. Finalement la respiration devient extrèmement ralentie et irrégulière, intermittente, avec d'assez longs arrêts et l'animal meurt, le cœur donnant encore de très faibles contractions, à peine perceptibles. La diurèse, généralement minime pendant la première période de l'injection, tombe rapidement à un taux extrèmement bas, puis s'arrête complètement bien avant la période terminale.

A l'autopsie, le cœur peut battre encore très faiblement ; il est beaucoup moins excitable que le cœur des animaux morts à la suite d'injections acides diluées et peut se mettre en contraction fibrillaire sous l'influence d'un contact étranger. Les poumons sont assez uniformément congestionnés, présentant quelquefois un degré d'œdème plus ou moins marqué. Le sang est incoagulable.

Pour les solutions en milieu sucré, les symptômes observés pendant l'injection, plus lents à se manifester que pour les solutions précédentes, sont assez analogues à ceux qui ont été décrits à propos des injections de solutions acides sucrées. Le cœur est beaucoup plus énergique que pendant l'injection des solutions en milieu chloruré sodique. La diurèse est extrèmement active pendant la première phase de l'injection et diminue ensuite comme pour le cas des solutions acides (1). Elle est cependant, d'une façon générale, un peu moins accusée qu'avec ces dernières. A partir du moment où sa chute est notable, les tissus s'œdématient et les troubles d'origine mécanique apparaissent. La gêne respiratoire devient de plus en plus considérable et la mort a lieu par suite de l'œdème pulmonaire aigu.

A l'autopsie, comme dans le cas des solutions acides sucrées, le cœur bat ordinairement assez énergiquement ; mais lorsqu'on le touche, il n'est point exceptionnel de provoquer l'apparition de trémulations fibrillaires, celles-ci cependant se produisant beaucoup moins facilement qu'après l'injection alcaline chlorurée sodique. Le poumon est très fortement congestionné et œdématié présentant parfois quelques plaques rouges ou violacées disséminées à sa surface. Tous les organes abdominaux sont fortement congestionnés aussi ; le tube digestif et la vessie montrent quelquefois de petites zones hémorragiques sous-muqueuses. La plupart des tissus et viscères sont distendus par un liquide d'œdème abondant. Le sang est incoagulable.

Chez les animaux sacrifiés un temps plus ou moins long après l'injection intraveineuse de doses de salvarsan en solution alcaline très inférieures à la dose immé-

---

1. Réaction du salvarsan positive dans l'urine.

diatement mortelle, je n'ai pas constaté macroscopiquement la moindre lésion (dose de 0 gr. 02 à 0 gr. 06 par kilogramme). De même, au point de vue de la tolérance à longue échéance, des doses de 0 gr. 015 à 0 gr. 05 se sont montrées, en injection intraveineuse chez le lapin, dépourvues de toute nocuité ; l'augmentation de poids des animaux s'est faite de façon absolument normale.

Mécanisme de la toxicité.

Le mécanisme de la toxicité des solutions injectées à doses mortelles se comprend facilement à la lumière de celui qui a été exposé à propos des solutions acides.

Ainsi que je l'ai dit antérieurement, la précipitation au contact du sang des solutions alcalines en milieu chloruré sodique est beaucoup moins intense que celle des solutions acides (1) et le précipité se présente sous un

1. La précipitation des solutions alcalines de salvarsan in vivo à la suite de l'injection intraveineuse avait été entrevue théoriquement par L. Michaelis, qui supposait qu'elle devait avoir lieu par suite de la réaction « presque neutre » du sang et des tissus. L'auteur ne soupçonnait d'ailleurs pas l'intérêt thérapeutique de l'insolubilisation in vivo, et la supposition même de l'existence d'une précipitation dans le sang lui causait une « crainte invincible » de l'injection intraveineuse qu'il se refusait à pratiquer. Je cite textuellement le passage auquel je fais allusion, extrait d'un article purement clinique qui vient de me tomber récemment sous les yeux.

« Die intravenœse Injektion habe ich aus unüberwindlicher Scheu noch niemals angewendet. Diese Scheu liegt durchaus nicht so sehr in der Injektion in die Blutbahn an sich, als vielmehr in der Ueberzeugung, dass es sich um eine Substanz handelt, welche bei der fast neutralen Reaktion des Blutes so gut wie unlœslich ist. Man glaube überhaupt nicht, dass die Substanz, wenn mann sie in gelœster Form

état de division extrême, qui le rend non nocif mécaniquement si la solution n'est pas injectée en quantité trop massive et peu nocif même si la solution est injectée à dose immédiatement mortelle. Dans ce dernier cas, le facteur « nocuité solidienne » (dû à de petites embolies pulmonaires par précipités circulant dans le sang) n'intervient donc que pour une très faible part, au moins pour les solutions aux taux de dilution utilisés.

Pour les solutions en milieu sucré, des considérations analogues à celles qui ont été développées à propos des solutions acides ont leur application ici pour expliquer la forte diminution de toxicité. Pour les solutions en milieu sucré, toute nocuité mécanique solidienne a disparu ; mais le cœur se contractant moins énergiquement que dans le cas des solutions acides correspondantes et la diurèse étant aussi plus rapidement abolie, le liquide injecté s'accumule en plus grande quantité dans les tissus et le facteur de « nocuité mécanique liquidienne » intervient à un plus haut degré que pour les solutions acides. Le mécanisme principal de la toxicité reste néanmoins essentiellement d'ordre chimique.

Dans la molécule de dioxydiamidoarsénobenzol sodé, cette toxicité chimique elle-même semble due autant à l'action du groupement sel de phénol que du complexe arsénoïque proprement dit ; l'effet cardiaque en parti-

insiziert, nun auch im Kœrper ganz gelœst bleibe. Auch die alkalischen Lœsungen werden im Kœrper, wenn sie durch den Lymphstrom auf die fastneutrale Reaktion der Gewebe gebracht werden, ausgefœllt und hinterlassen ein Depot der hellgelben, festen Substanz. » [LEONOR MICHAELIS. 110 Fœlle von Syphilis, behandelt nach Ehrlich-Hata. *Berliner klinische Wochenschrift*, 1910, n° 37 (citation prise à la p 7 du « Sonderabdruck » de l'article.)]

culier nettement plus nocif qu'avec les solutions acides, paraît être plutôt le résultat d'une toxicité phénolique que d'une toxicité arsénoïque.

En somme, sous l'influence de l'addition de soude la toxicité mécanique solidienne est notablement diminuée, la toxicité mécanique liquidienne est accrue, mais la toxicité chimique est la principale qui intervienne dans le mécanisme de la mort. Cette toxicité chimique ayant sur le cœur un effet qu'on ne retrouve pas pour les solutions acides, l'emploi des milieux sucrés est tout spécialement indiqué pour l'application chez l'homme des solutions alcalines, le glucose et le lactose ayant un effet toni-cardiaque qui rend le cœur beaucoup plus résistant à l'intoxication. Qu'il s'agisse donc des solutions acides ou des solutions alcalines, les sucres représentent un adjuvant extrêmement précieux dans l'application du salvarsan par la voie intraveineuse. Beaucoup d'accidents consécutifs aux injections intraveineuses alcalines en milieu chloruré sodique auraient très vraisemblablement été évités par la substitution à l'eau salée de sérums sucrés : il en est ainsi particulièrement pour les accidents de rétention chlorurée (œdèmes, urémie quelquefois mortelle, par exemple dans le cas cité par Ravaut et Cain dans leur article intitulé « Les accidents et les contre-indications du 606 », paru dans le *Journal médical français* du 15 octobre 1911, p. 438-447) (1).

1. On trouvera dans cet article, ainsi que dans un article de E. Jeanselme et A. Touraine qui lui fait suite (*Ibid.*, p. 448-455), une série de considérations sur les indications et contre-indications du salvarsan ; or,

Les solutions alcalines sucrées qui me paraîtraient le mieux convenir pour l'utilisation clinique sont les solutions à 0 gr. 60 pour 200 centimètres cubes dans le glucose ou le lactose isotonique et les solutions à 0 gr. 60 pour 100 centimètres cubes dans le glucose ou le lactose à 200 °/₀₀.

parmi les contre-indications citées, beaucoup — et non des moins importantes — peuvent disparaître par la substitution des solutions de salvarsan en milieu sucré aux solutions en milieu chloruré sodique.

CHAPITRE II

TOXICITÉ DES SOLUTIONS
MONOALCALINES

Données techniques et physico-chimiques sur ces solutions. — Expériences de toxicité. — Symptomatologie. — Mécanisme de la toxicité.

Données techniques et physico-chimiques
sur ces solutions.

Ces solutions sont obtenues en ajoutant à la solution biacide de salvarsan déjà diluée 1 cc. 01 de soude à 15 % par 0 gr. 60 de salvarsan.

Si ces solutions sont faites en milieu chloruré sodique à la dilution de 0 gr. 60 de salvarsan pour 400 centimètres cubes, elles ne sont parfaitement limpides que si leur concentration en chlorure de sodium n'est pas supérieure à 6 grammes pour 1.000 centimètres cubes. Si elles sont effectuées en présence de chlorure de sodium à 7 ‰, elles sont au contraire extrèmement troubles ; le trouble est dû à la précipitation du dioxydiamidoarsénobenzol résultant de la dissociation du sel monosodique par désionisation du complexe $-\overset{+}{O. Na}$ sous l'influence de l'excès de NaCl (addition homoïonique), ainsi que je l'ai antérieurement établi. (Pour obtenir des solutions de sel monosodique limpides à 0 gr. 60 pour 400 centimètres cubes dans le chlorure de sodium à 7 °/₀₀, il faut porter la dose de soude à environ 1 cc. 05 de NaOH à 15 °/₀.)

La toxicité expérimentale des solutions monoalcalines était importante à fixer, car c'est à elles que certains auteurs ont cru pouvoir rapporter les accidents mortels signalés par divers médecins en particulier par Gaucher, Ravaut, Sicard et Hudelo à la suite d'injections intraveineuses alcalines.

On pourrait, ainsi que l'hypothèse m'en a été soumise par un chimiste qui me prie de taire son nom, songer peut-être à expliquer leur toxicité en admettant la production, dans la molécule de dioxydiamidoarsénobenzol monosodique en solution, d'une combinaison entre les groupes aminogènes et oxhydriles, avec formation d'un groupe iminogène :

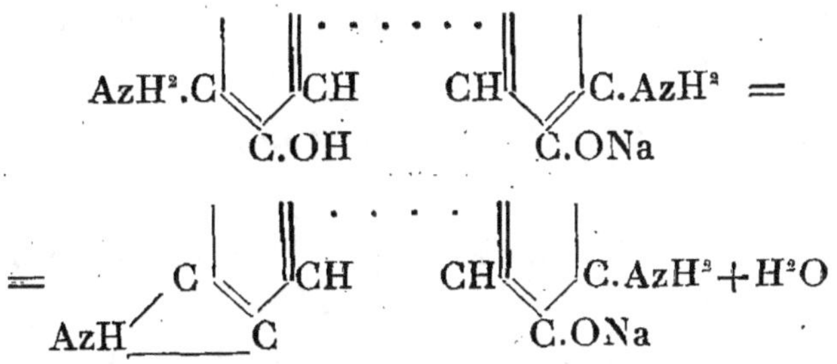

$$AzH^2.C \diagdown\diagup CH \qquad CH \diagdown\diagup C.AzH^2 \; =$$
$$\qquad C.OH \qquad\qquad C.ONa$$

$$= \quad {}^{C}_{AzH} \diagdown\diagup CH \qquad CH \diagdown\diagup C.AzH^2 + H^2O$$
$$\qquad C \qquad\qquad C.ONa$$

Mais une telle transformation, qui me paraît *a priori* fort peu probable, devrait se produire aussi dans le cas de la solution d'Ehrlich qui contient, nous l'avons vu, pour 2/5 de sel disodique, 3/5 de sel monosodique ; or cette solution ne présente pas de toxicité spéciale.

Ces considérations font déjà prévoir que les solutions monoalcalines ne doivent pas présenter, par rapport

aux solutions alcalines selon Ehrlich, de grande différence de toxicité. C'est effectivement ce que vont montrer les déterminations de toxicité que j'ai effectuées
avec elles.

Solutions utilisées et résultats des expériences.

Les solutions alcalines dont j'ai étudié la toxicité sont
les suivantes :

A) *En milieu chloruré sodique.*

1° Solution à 0 gr. 60 pour 400 centimètres cubes dans
le chlorure de sodium à 7 °/₀₀. (Elle constitue, pour la
raison déjà indiquée, un liquide très trouble.)

2° Solution à 0 gr. 60 pour 400 centimètres cubes dans
le chlorure de sodium à 6 °/₀₀. (Très limpide.)

B) *En milieu sucré.*

3° Solution à 0 gr. 60 pour 400 centimètres cubes dans
le glucose à 45 °/₀₀.

4° Solution à 0 gr. 60 pour 400 centimètres cubes dans
le lactose à 95 °/₀₀.

5° Solution à 0 gr. 60 pour 400 centimètres cubes dans
le glucose à 100 °/₀₀.

6° Solution à 0 gr. 60 pour 400 centimètres cubes dans
le lactose à 200 °/₀₀.

7° Solution à 0 gr. 60 pour 100 centimètres cubes dans
le glucose à 200 °/₀₀.

8° Solution à 0 gr. 60 pour 100 centimètres cubes dans
le lactose à 200 °/₀₀.

Toutes les solutions en milieu sucré sont très limpides.

Le tableau XI groupe les résultats concernant ces diverses solutions.

TABLEAU XI

Toxicité immédiate des solutions monoalcalines.

chez le lapin (Injection intraveineuse)

(Sel monosodique : 1 cc. 01 de NaOH à 15 °/₀ par 0 gr. 60 de Salvarsan)

	Doses toxiques par kilogr. d'animal dans chaque expérience	Doses toxiques moyennes pour chaque espèce de préparation
a) En milieu chloruré sodique		
Sol. à 0 gr. 60 pour 400 cc. *in* NaCl à 7 °/₀₀ (liquide *très trouble*)	0,199 0,211 0,207 0,191	0,202
Sol. à 0 gr. 60 pour 400 cc. *in* NaCl à 6 °/₀₀	0.250 0,297 0,263 0,333 0,280 0,297	0,285
b) En milieu sucré		
Isotonique — Sol. à 0 gr. 60 pour 400 cc. *in* glucose à 45 °/₀₀	0,399 0,430 0,412 0,387 0,352	0,396
Isotonique — Sol. à 0 gr. 60 pour 400 cc. *in* lactose à 95 °/₀₀	0,463 0,597 0,434 0,488 0,560	0,508
Hypertonique — Sol. à 0 gr. 60 pour 400 cc. *in* glucose à 100 °/₀₀	0,465 0,580 0,640 0,601	0,571
Hypertonique — Sol. à 0 gr. 60 pour 400 cc. *in* lactose à 00 °/₀₀	0,577 0,689 0,565 0,583	0 603
Hypertonique — Sol. à 0 gr. 60 pour 100 cc. *in* glucose à 200 °/₀₀	0,408 0,375 0,397 0,486	0,416
Hypertonique — Sol. à 0 gr. 60 pour 100 cc. *in* lactose à 200 °/₀₀	0,385 0,498 0,389 0,395 0,400	0,413

Les conclusions à tirer de ce tableau sont les suivantes :

La solution chlorurée sodique limpide diluée à 0 gr. 60 pour 400 n'est nullement plus toxique que la solution correspondante « alcaline selon Ehrlich » ; la valeur moyenne de sa toxicité s'est même montrée moins élevée que pour cette dernière (0 gr. 285 par kgr. au lieu de 0 gr. 242). Au contraire, la toxicité de la solution chlorurée sodique partiellement précipitée est un peu plus élevée (0 gr. 202) et se trouve être la même que celle de la solution acide correspondante (0 gr. 203).

Les toxicités des solutions monoalcalines en milieu sucré sont tout à fait analogues à celles des solutions « alcalines selon Ehrlich » correspondantes ; elles sont même le plus souvent nettement plus faibles.

Symptomatologie et mécanisme de la toxicité.

Les symptômes et lésions observés sous l'influence de l'injection de doses immédiatement mortelles sont à peu près de même nature et de même intensité que pour les solutions alcalines d'Ehrlich. L'effet nocif cardiaque se manifeste cependant plutôt plus faiblement qu'avec ces dernières, le cœur, se mettant moins facilement en trémulations fibrillaires ou présentant à l'autopsie simplement des alternatives de contractions fibrillaires et de battements assez réguliers (1). La diurèse est

---

1. Dans un cas, le cœur présentait encore de faibles mouvements, très lents, du ventricule et des oreillettes au cours d'une autopsie faite seulement une heure et quart après la mort du lapin.

aussi un peu plus abondante dans le cas des solutions monoalcalines et d'intensité très voisine de celle de la diurèse provoquée par les solutions acides.

Le mécanisme des accidents est tout à fait analogue à celui que j'ai décrit à propos des solutions alcalines d'Ehrlich.

L'injection intraveineuse, chez le lapin, de solutions monoalcalines en milieu chloruré sodique ou glucosé, correspondant à des doses de 0 gr. 01 à 0 gr. 04 de salvarsan par kilogramme s'est montrée sans effet nocif; les animaux injectés ont été conservés de deux à quatre mois en excellent état. De même 4 chiens ont supporté sans aucun trouble apparent, ni immédiat, ni secondaire, des doses de 0 gr. 020 à 0 gr. 035 de salvarsan en injections intraveineuses monoalcalines.

Les données expérimentales qui précèdent ne permettent donc pas de s'expliquer que les solutions monoalcalines aient pu être, cliniquement, plus toxiques que les solutions d'Ehrlich, lesquelles, en somme ne contiennent qu'une petite quantité de sel disodique et renferment une forte proportion de sel monosodique. Ces recherches nous autorisent donc à penser que les accidents mortels observés à la suite de certaines injections alcalines n'ont pas été la conséquence d'une action toxique du sel monosodique, mais soit de fautes de technique, soit de l'emploi de solutions trop concentrées.

CHAPITRE III

TOXICITÉ DES SOLUTIONS BIALCALINES

Solutions utilisées, résultats des expériences, mécanisme de la toxicité.
— Tolérance de l'organisme aux doses élevées de solutions bialcalines
et toxicité éloignée de ces solutions.

Solutions utilisées, résultats des expériences, mécanisme de la toxicité.

Ces solutions s'obtiennent en ajoutant à la solution biacide de salvarsan déjà diluée 1 cc. 34 de soude à 15 % par 0 gr. 60 de salvarsan.

Réalisées en présence de chlorure de sodium soit à 6 %, soit à 9 %, elles sont toutes parfaitement limpides (de même que les solutions en milieu chloruré sodique).

Celles dont j'ai étudié la toxicité sont les suivantes :

A) *En milieu chloruré sodique.*

1° Solution à 0 gr. 60 pour 400 centimètres cubes dans le chlorure de sodium à 9 %.

2° Solution à 0 gr. 60 pour 400 centimètres cubes dans le chlorure de sodium à 6 %.

B) *En milieu sucré.*

3° Solution à 0 gr. 60 pour 400 centimètres cubes dans le glucose à 45 %.

4° Solution à 0 gr. 60 pour 400 centimètres cubes dans le lactose à 95 %.

5° Solution à 0 gr. 60 pour 100 centimètres cubes dans le glucose à 200 °/₀₀.

6° Solution à 0 gr. 60 pour 100 centimètres cubes dans le lactose à 200 °/₀₀.

Le tableau XII groupe les résultats obtenus.

TABLEAU XII

Toxicité immédiate des solutions bialcalines.

chez le lapin (Injection intraveineuse)

(SEL DISODIQUE : 1 cc. 34 de NaOH à 15 °/₀ par 0 gr. 60 de Salvarsan)

	Doses toxiques par kilogr. d'animal dans chaque expérience	Doses toxiques moyennes pour chaque espéce de préparation
a) **En milieu chloruré sodique**		
Sol. à 0 gr. 60 pour 400 cc. *in* NaCl à 9 °/₀₀	0,382 0,397 0,400 0,368 0,324	0,374
Sol. à 0 gr. 60 pour 400 cc. *in* NaCl à 6 °/₀₀.	0,366 0,318 0,321 0,300 0,370	0,335
b) **En milieu sucré**		
ISOTONIQUE — Sol. à 0 gr. 60 pour 400 cc. *in* glucose à 45 °/₀₀.	0,432 0,393 0,399 0,412	0,409
Sol. à 0 gr. 60 pour 400 cc. *in* lactose à 95 °/₀₀.	0,480 0,493 0 391 0,401 0,454	0,443
HYPERTONIQUE — Sol. à 0 gr. 60 pour 100 cc. *in* glucose à 200 °/₀₀.	0,642 0,521 0,513 0,598	0,568
Sol. à 0 gr. 60 pour 100 cc. *in* lactose à 200 °/₀₀.	0,663 0,587 0,590 0,601	0,610

D'après ce tableau les solutions bialcalines en milieu chloruré sodique sont beaucoup moins toxiques encore que les solutions correspondantes alcalines selon Ehrlich et beaucoup moins toxiques par conséquent que les solutions acides au même taux de dilution.

Les solutions bialcalines en milieu sucré isotonique et à forte dilution présentent au contraire une toxicité un peu plus élevée que celle des deux groupes de solutions alcalines sucrées précédemment examinées et que celle des solutions acides correspondantes. Enfin les mêmes solutions en milieu sucré hypertonique et à dilution relativement faible (0,60 °/₀) se montrent les moins toxiques des solutions alcalines.

Les symptômes et lésions sont les mêmes que dans le cas des solutions alcalines selon Ehrlich. Cependant la congestion des différents viscères paraît se marquer à un plus haut degré et il n'est pas étonnant de trouver au niveau des divers segments du système gastro-intestinal et au niveau de la vessie de petites hémorragies sous-muqueuses. L'action cardiaque qui a été signalée à propos des solutions d'alcalinité moindre se manifeste de façon plus intense pour les solutions bialcalines et, à l'autopsie, il est assez fréquent de trouver le cœur en trémulations fibrillaires. De même, la chute de la diurèse se produit plus rapidement qu'avec les solutions moins alcalines. Le mécanisme de la toxicité, ici comme précédemment, relève essentiellement d'une nocuité d'ordre chimique, la précipitation des solutions bialcalines au contact du sang étant, comme nous le verrons, extrêmement faible.

Tolérance de l'organisme aux doses élevées de solutions bialcalines et toxicité éloignée de ces solutions.

Comme dans le cas des solutions moins alcalines, des doses de salvarsan correspondant aux doses thérapeutiques, et même à des doses trois à quatre fois plus élevées (jusqu'à 0 gr. 046 par kilogramme) se sont montrées en injection intraveineuse chez le lapin dépourvues de nocuité.

Les solutions bialcalines dont l'emploi me semble devoir être le plus recommandé chez l'homme sont les solutions glucosées ou lactosées, à des dilutions en salvarsan et des teneurs en sucre analogues à celles que j'ai déjà conseillées pour les solutions d'alcalinité plus faible. Cependant, je crois que si l'on veut recourir à la méthode alcaline, les solutions d'alcalinité inférieure à celle des bialcalines sont préférables, pour la raison qu'elles sont localement moins caustiques que ces dernières et exposent moins la paroi veineuse et les tissus environnant à la réaction inflammatoire qui peut avoir lieu si l'on n'emploie pas des solutions suffisamment diluées.

A la suite de cette étude, je dois citer les résultats que vient de publier tout récemment A. Mouneyrat (1) au sujet de la toxicité du dioxydiamidoarsénobenzol disodique.

1. A. Mouneyrat. De la toxicité du dioxydiamidoarsénobenzol, *Journal de médecine interne*, XVI (2e série), 10 février 1912, 31-33.

Dans une première série d'essais, Mouncyrat, opérant sur un lot de six lapins, a fait à chacun d'eux cinq injections intraveineuses (veine marginale de l'oreille) de un centigramme de « sel disodique d'arséno »

$$\left(\begin{array}{c}\text{AzH}^2\\\text{ONa}\end{array}\!\!\!\diagdown\!\!\!\!\diagup\cdots\diagdown\!\!\!\!\diagup\!\!\!\begin{array}{c}\text{AzH}^2\\\text{ONa}\end{array}\right)$$ par kilogramme d'animal espa-

cées de douze en douze jours. Chaque injection était faite dans 5 centimètres cubes de sérum artificiel ; les solutions injectées étaient donc à 0 gr. 01 pour 5 centimètres cubes, soit 0 gr. 60 pour 300 centimètres cubes, c'est-à-dire convenablement diluées. Aucun accident ne s'est produit chez ces lapins, qui ont en somme reçu en deux mois 0 gr. 05 de sel disodique par kilogramme correspondant à 0 gr. 057 de dichlorhydrate initial. Une dose de 606 s'élevant à près de six centigrammes par kilogramme administrée en deux mois, s'est donc montrée absolument inoffensive. Le fait est parfaitement en rapport avec les résultats des déterminations de toxicité précédemment exposés.

Dans une seconde série d'essais, l'auteur a fait, sur quatre lots de cinq lapins, des injections intraveineuses respectivement de un quart de centigramme, un demi-centigramme, trois quarts de centigramme, un centigramme et quart de sel disodique par kilogramme d'animal, les injections étant espacées entre elles de cinq jours. Aucun des cinq lapins du premier et du second lot n'a succombé ; ils ont supporté les doses de 0 gr. 0125 et 0 gr. 0250 par kilogramme injectées en cinq fois en vingt-cinq jours. Parmi les lapins du troisième

lot, un a succombé quatre jours après la cinquième injection, soit après une dose globale de 0 gr. 0375 par kilogramme et, les injections ayant été alors supprimées
pour ce lot, les quatre autres ont supporté la même
dose. Enfin, parmi les lapins du quatrième lot, l'un a
succombé deux jours, l'autre quatorze jours après la
quatrième injection, soit après une dose globale de
0 gr. 050 par kilogramme, tandis que les trois autres
ont survécu après le même nombre d'injections.

En somme, 17 lapins ont supporté des doses de
0 gr. 0125 à 0 gr. 0500, un lapin est mort quatre jours
après avoir reçu la dose totale de 0 gr. 0375 et deux sont
morts l'un deux jours l'autre quatorze jours après avoir
reçu la dose totale de 0 gr. 050 de sel disodique.

Ces chiffres montrent, ce que l'auteur ne dit pas, que
même des doses très supérieures aux doses thérapeutiques, (0 gr. 025 par kilogramme par exemple), sont toujours dépourvues de nocuité et que souvent des doses
encore beaucoup plus élevées peuvent être supportées
sans accident. Je dois même ajouter qu'il est assez
étonnant que trois lapins aient succombé pour des doses de 0 gr. 0375 à 0 gr. 0500 par kilogramme, à en juger du moins d'après les résultats des déterminations
de toxicité que j'ai relatés pour les trois catégories de
solutions alcalines, soit au point de vue de leur toxicité immédiate, soit au point de vue de leur toxicité
éloignée, et d'après les déterminations de Hata et de
Kochmann que j'ai rappelées aussi. Mouneyrat n'indique pas la nature du 606 dont il s'est servi pour ses expériences ; or nous avons eu déjà l'occasion de men-

tionner que les divers échantillons de 606 pouvaient, suivant leur origine et sans doute leur mode de préparation, présenter des toxicités extrêmement différentes. Les valeurs toxiques trouvées par l'auteur proviendraient-elles de l'emploi d'un produit insuffisamment pur ? C'est ce que je ne saurais dire. En tout cas le petit nombre des expériences faites par lui (trois déterminations de doses mortelles) et l'absence d'indications concernant l'origine du 606 utilisé permet de ne point voir nécessairement dans les valeurs données la manifestation certaine d'une toxicité élevée, d'autant moins que le 606 s'est montré, *dans l'ensemble* des expériences de l'auteur, une substance vraiment peu toxique.

Nous verrons d'ailleurs plus loin que les constatations d'ordre biochimique faites par Mouneyrat chez les animaux injectés et les déductions qu'il croit pouvoir en tirer au point de vue du mécanisme de l'intoxication et de l'interprétation des accidents observés chez l'homme né démontrent en rien que le dioxydiamidoarsénobenzol soit un arsenical à proprement parler toxique.

QUATRIEME PARTIE

Données numériques synthétiques

Données numériques synthétiques

A la suite des études successives qui viennent d'être faites de la toxicité des différentes variétés de préparations acides, neutres et alcalines, je crois utile, pour permettre une comparaison plus facile entre les toxicités spéciales des diverses préparations, de réunir sous formes de tableaux synthétiques toutes les moyennes des résultats numériques rapportés isolément dans ce travail à propos de chacun des groupes étudiés (tableaux XIII, XIV et XV).

TABLEAU XIII

Toxicités moyennes des solutions acides.

I. — Solutions biacides (dichlorhydrate originel).

A. — *En milieu chloruré sodique ou aqueux simple.*

Sol. à 0 gr. 60 pour 400 cc. *in* NaCl à 9 °/₀₀.............	0,190
Sol. à 0 gr. 60 pour 400 cc. *in* NaCl à 6 —	0,203
Sol. à 0 gr. 60 pour 300 cc. *in* NaCl à 6 —	0,166
Sol. à 0 gr. 60 pour 200 cc. *in* NaCl à 9 —	0,136
Sol. à 0 gr. 60 pour 200 cc. *in* NaCl à 6 —	0,140
Sol. à 1 gramme pour 30 cc. *in* NaCl à 7 —	0,0090
(soit 0 gr. 60 pour 18 cc.)	
Sol. à 1 gramme pour 30 cc. *in* NaCl à 7 —	0,0081
avec 1 cc. d'*alcool méthylique* comme solvant	
préalable (sol. initiale de Duhot)	

Sol. de Fraenkel et Grouven — Sans alcool méthylique.   0,0093

(0 gr. 40 de 606 $+$ 1 cc. 2 NaOH $\dfrac{N}{10}$ — Avec 1 cc. d'*alcool méthylique* comme solvant préalable.......   0,0097

$+$ eau dist. q. s. p. 15 cc.)

(soit 0 gr. 60 pour 22 cc. 5)

B. — *En milieu sucré.*

Isoto- nique	Sol. à 0 gr. 60 pour 400 cc.	*in* glucose à	45 °/₀₀	0,430
	—	—	*in* lactose à	95 —	0,605
Hyper- tonique	—	—	*in* glucose à	100 —	0,552
	—	—	*in* lactose à	200 —	0,635
Isoto- nique	Sol. à 0 gr. 60 pour 200 cc.	*in* glucose à	45 —	0,451
	—	—	*in* lactose à	95 —	0,560
Hyper- tonique	—	—	*in* glucose à	100 —	0,540
	—	—	*in* lactose à	200 —	0,553
	Sol. à 0 gr. 60 pour 100 cc.	*in* glucose à	200 —	0,451
	—	—	*in* lactose à	200 —	0,443

II. — Solutions hyperacides.

Sol. à 0 gr. 60 pour 400 cc. *in* NaCl à 9 °/₀₀, additionnée de 0 gr. 10 HCl par 1.000 cc. de solution..........	0,193
Même solution, additionnée de 0 gr. 20 HCl par °/₀₀..	0,195

III. — Solutions monoacides.

Sol. à 0 gr. 60 pour 400 cc. *in* NaCl à 6 °/₀₀............	0,188
— — *in* glucose à 45 °/₀₀.........	0,494
— — *in* lactose à 95 °/₀₀.........	0,564

TABLEAU XIV

Toxicités moyennes des préparations neutres

I. — Préparations obtenues par addition de NaOH à des solutions **biacides** de Salvarsan.

A. — Par addition de 0cc. 456 de NaOH à 15 %/₀ par 0 gr. 60 de Salvarsan

(Dose de NaOH préconisée par Ehrlich pour l'injection intramusculaire insoluble)

a) En milieu chloruré sodique

0 gr. 60 pour 400 cc. *in* NaCl à 6 %/₀ (*suspension*)......	0 143
0 gr. 60 pour 300 cc. *in* NaCl à 6 — (*suspension*)......	0,127

b) En milieu sucré isotonique

0 gr. 60 pour 400 cc. *in* glucose à 45 %/₀₀ (*sol. limpide*).	0,446

B. — Par addition de XII gouttes (soit environ 0 cc. 54), **de NaOH** à 15 %/₀ par 0 gr. 60 de Salvarsan

(Dose de NaOH utilisée par Lévy-Bing et Durœux pour l'injection intraveineuse insoluble préconisée par Fleig)

a) En milieu chloruré sodique

0 gr. 60 pour 300 cc. *in* NaCl à 6-7 %/₀₀ (*suspension*)...	0,120

b) En milieu sucré isotonique

0 gr. 60 pour 300 cc. *in* glucose à 45 %/₀₀ (*suspension*).	0,147

C. — Par addition de 0cc. 673 (soit environ XIV gouttes) **de NaOH** à 15 %/₀ par 0 gr. 60 de Salvarsan

(Dose de NaOH correspondant à la neutralisation exacte des deux HCl du dichlorhydrate)

a) En milieu chloruré sodique

0 gr. 60 pour 400 cc. *in* NaCl à 6 %/₀₀............	0,136

b) En milieu sucré

ISOTO-NIQUE	0 gr. 60 p. 400 cc *in* gluc. à 45 %/₀₀ (*suspension*).	0,161
	— *in* lact. à 95 — (*sol. un peu louche*)............	0,405
HYPER-TONIQUE	0 gr. 60 p. 400 cc. *in* gluc. à 100 %/₀₀ (*sol. limpide*).	0,485
	— *in* lact. à 200 — (*sol. limpide*).	0,511
	0 gr. 60 p. 200 cc. *in* lact. à 200 — (*sol. limpide*).	0,501
	0 gr. 60 p. 100 cc. *in* gluc. à 200 — (*sol. limpide*).	0.378
	— *in* lact. à 200 — (*sol. limpide*).	0,369

II. — Préparations obtenues par addition de CO³NaH à des solutions **biacides** de Salvarsan.

(4 cc. 24 de CO³NaH à 5 %/₀, par 0 gr. 60 de Salvarsan)

a) En milieu chloruré sodique

0 gr. 60 pour 400 cc. *in* NaCl à 6 %/₀₀ (*suspension*).....	0,083

b) En milieu sucré

ISOTO-NIQUE	0 gr. 60 p. 400 cc. *in* gluc. à 45 %/₀₀ (*suspension*).	0,045
	Même suspension, après 18 h. de conservation.	0,104
HYPER-TONIQUE	0 gr. 60 p. 100 cc. *in* gluc. à 200 %/₀₀ (*suspension*).	0,103
	— *in* lact. à 200 — (*suspension*).	0,101

III. — Préparations obtenues par addition de CO³NaH à des solutions **bialcalines** de Salvarsan.

0 gr. 60 pour 400 cc. *in* NaCl à 6 %/₀₀ (*suspension*).....	0,094

IV. — Préparations obtenues par précipitation des solutions **bialcalines** par un courant de **CO**.

0 gr. 60 pour 400 cc. *in* NaCl à 6 %/₀₀ (*suspension*).....	0,081
— *in* glucose à 45 %/₀₀ (*suspension*)..	0,098

TABLEAU XV

Toxicités moyennes des solutions alcalines.

I. — Solutions « alcalines selon Ehrlich ».

(3/5 de sel mono — et 2/5 de sel disodique : 1 cc. 14
de NaOH à 15 °/₀ par 0.gr. 60 de Salvarsan).

A. — *En milieu chloruré sodique.*

Sol. à 0 gr. 60 pour 400 cc. *in* NaCl à 9 °/₀₀.............	0,258
— *in* NaCl à 6 —	0,242
Sol. à 0 gr. 60 pour 200 cc. *in* NaCl à 9 —	0,221
— *in* NaCl à 6 —	0,220

B. — *En milieu sucré.*

ISOTO-NIQUE	Sol. à 0 gr. 60 pour 400 cc. *in* gluc. à 45 °/₀₀.		0,384
	— *in* lact. à 95 —		0,460
HYPER-TONIQUE	Sol. à 0 gr. 60 pour 100 cc. *in* gluc. à 200 —		0,443
	— *in* lact. à 200 —		0,491

II. — Solutions monoalcalines.

(Sel monosodique : 1 cc. 01 de NaOH à 15 °/₀
par 0 gr. 60 de Salvarsan)

A. — *En milieu chloruré sodique.*

Sol. à 0 gr. 60 pour 400 cc. *in* NaCl à 7 °/₀₀ (*liq. très trouble*)...	0,202
Sol. à 0 gr. 60 pour 400 cc. *in* NaCl à 6 °/₀₀...........	0,285

B. — *En milieu sucré.*

ISOTO-NIQUE	Sol. à 0 gr. 60 pour 400 cc. *in* gluc. à 45 °/₀₀.		0,396
	— *in* lact. à 95 —		0,508
HYPER-TONIQUE	Sol. à 0 gr. 60 pour 400 cc. *in* gluc. à 100 °/₀₀.		0,571
	— *in* lact. à 200 —		0,603
	Sol. à 0 gr. 60 pour 100 cc. *in* gluc. à 200 —		0,416
	— *in* lact. à 200 —		0,413

III. — Solutions bialcalines.

(Sel disodique : 1 cc. 34 de NaOH à 15 °/₀
par 0 gr. 60 de Salvarsan)

A. — *En milieu chloruré sodique.*

Sol. à 0 gr. 60 pour 400 cc. *in* NaCl à 9 °/₀₀...........	0,374
— *in* NaCl à 6 —	0,335

B. — *En milieu sucré.*

ISOTO-NIQUE	Sol. à 0 gr. 60 pour 400 cc. *in* gluc. à 45 °/₀₀.		0,409
	— *in* lact. à 95 —		0,443
HYPER-TONIQUE	Sol. à 0 gr. 60 pour 100 cc. *in* gluc. à 200 —		0,568
	in lact. à 200 —		0,610

CINQUIÈME PARTIE

Mécanisme comparatif de la toxicité des diverses préparations de dioxy=diamidoarsénobenzol. Pratiquement le salvarsan est=il toxique ?

Mécanisme comparatif de la toxicité des diverses préparations de dioxy=diamidoarsénobenzol. Pratiquement le salvarsan est=il toxique ?

Après avoir déterminé et comparé entre elles les va-leurs des toxicités immédiates des différentes sortes de préparations acides, neutres et alcalines, en milieux chlorurés sodiques ou glucosés, établi quelques données sur leur toxicité éloignée et, à la lumière des symptô-mes et lésions et de constatations diverses, analysé pour chacune d'entre elles le mode d'action des effets toxi-ques, il paraît indiqué de comparer sommairement les divers mécanismes de toxicité entre eux, de déduire à la fois des données expérimentales et cliniques quel-les sont les solutions les mieux appropriées à l'usage thérapeutique et finalement de donner une conclu-sion générale sur l'innocuité ou le degré de nocuité possible du salvarsan chez l'homme.

CHAPITRE PREMIER

MÉCANISME COMPARATIF DE LA TOXICITÉ DES DIVERSES PRÉPARATIONS

Importance du phénomène d'insolubilisation in vivo dans le mécanisme de la toxicité. — Méthode générale pour la recherche des phénomènes d'insolubilisation in vivo. — Application de la méthode au cas du salvarsan. — Rapports entre la précipitation in vivo et la toxicité des solutions. — Rapports entre la précipitation in vivo, l'élimination et l'activité thérapeutique.

Importance du phénomène d'insolubilisation « in vivo » dans le mécanisme de la toxicité.

En ce qui concerne les mécanismes respectifs de toxicité des préparations acides, neutres et alcalines, chlorurées sodiques ou achlorurées, le facteur de précipitation plus ou moins intense au contact du sang représentant l'élément différentiel le plus important, c'est celui qu'il est nécessaire de mieux connaître. Aussi dois-je préciser nettement au préalable dans quelle mesure se produit, pour les divers groupes de solutions étudiées, le phénomène d'insolubilisation in vivo consécutif à l'injection et indiquer, avec plus de détails que je ne l'ai fait jusqu'ici, les techniques qui permettent de le mettre en évidence.

Méthode générale pour la recherche des phénomènes d'insolubilisation « in vivo ».

J'en arrive ici à étudier non pas un point de technique intéressant seulement le cas du salvarsan, mais tout *un plan de méthode extrêmement important parce qu'il est d'ordre* général et qu'il peut être appliqué systématiquement dans tous les cas où il s'agit de **la recherche des phénomènes de précipitation** *in vivo* — ou inversement de solubilisation — des substances injectées dans l'organisme, en particulier dans le sang, à l'état soluble ou insoluble.

Le plan que j'ai conçu à cet effet peut se schématiser, en ses parties essentielles, de la façon suivante :

A) *Recherches « in vitro ».*

1° Examen (macroscopique et microscopique) des phénomènes d'insolubilisation ou de solubilisation produits par le *mélange* de la solution ou de la suspension *avec des proportions variables de sérum sanguin.*

Le phénomène observé peut être de sens inverse suivant qu'on opère en présence d'un excès de sérum ou d'un excès de solution ; le cas le plus comparable au cas de l'injection physiologique, c'est naturellement celui de l'excès de sérum. La solution examinée doit être elle-même employée à des degrés de concentration divers.

2° Examen (macroscopique et microscopique) des phénomènes d'insolubilisation ou de solubilisation produits dans un mélange du liquide à étudier avec des proportions variables de *plasma sanguin* rendu incoagulable.

3° Même examen en remplaçant le plasma par du *sang défibriné dilué* dans de l'eau salée, par du *sang total incoagulable (citraté, oxalaté ou peptoné)*.

4° Même examen en remplaçant le sang par des exsudats ou des transsudats, tels que les liquides de pleurésie, d'ascite, d'œdème, où les observations seront rendues plus faciles par suite de l'absence d'hémoglobine.

5° Même examen en remplaçant le sang par des solutions isolées des principaux composés, minéraux ou organiques, contenus dans le plasma ou le sérum sanguin susceptibles de donner lieu à une précipitation ou à une solubilisation au contact du liquide étudié (albuminoïdes, bicarbonates, phosphates, sels divers, etc.).

6° Recherche de l'action précipitante ou solubilisante du passage, dans le liquide étudié, d'un courant de CO_2. (L'acide carbonique toujours contenu dans le sang, et en forte proportion dans le sang veineux, peut en effet réaliser in vivo l'insolubilisation ou la solubilisation de diverses substances injectées, en réagissant chimiquement avec ces dernières.)

Pour tous les examens qui précèdent, il y a intérêt à les effectuer comparativement sur des solutions en milieu chloruré sodique et sur des solutions en milieu sucré (glucosé ou lactosé, isotonique ou hypertonique), les phénomènes de solubilisation ou d'insolubilisation pouvant varier suivant la richesse en électrolytes du milieu.

B) *Recherches in vivo.*

Elles doivent être effectuées à des *moments plus ou*

moins éloignés de l'injection, sur des solutions (ou suspensions) à plus ou moins forte *concentration*, préparées en milieu *électrolyte* ou *non électrolyte* et injectées en *quantités variables*. Elles consistent à rechercher *macroscopiquement* ou *microscopiquement*, la présence de précipités, ou *chimiquement* la présence de produits de transformation de la substance injectée, soit *localement* au niveau des zones d'injection s'il s'est agi d'injections pratiquées en dehors de l'arbre circulatoire, soit *dans le sang* (1) de divers territoires, s'il s'est agi d'injections intraveineuses, soit, pour ce dernier cas encore, *dans l'intérieur même de divers organes*, en particulier du *poumon*, qui représente le premier territoire capillaire traversé par le produit injecté dans les veines.

Les principaux examens porteront sur :

1° Un territoire *sous-cutané* dans lequel on aura pratiqué une injection ;

2° Le liquide *péritonéal* ou le liquide *pleural* retiré après injection intrapéritonéale ou intrapleurale ;

3° Le *sang d'un segment veineux* lié entre deux ligatures et à l'intérieur duquel on aura injecté du liquide à examiner ;

4° Le sang recueilli au moyen d'une canule placée latéralement dans la *veine cave inférieure* (région ab-

1. La recherche *chimique* dans le sang pourra se faire comparativement dans le *sang total* (plasma + globules), dans le *sérum*, dans le *caillot* et dans les *globules lavés*.

La recherche *microscopique* dans le sang total sera elle-même faite, soit sur du *sang frais* dilué, soit sur du *sang étalé* et coloré par des réactifs appropriés, soit sur du *sang fixé comme un tissu* et débité en coupes.

dominale ou para-cardiaque), au cours même d'une injection pratiquée dans la pédieuse ou la saphène (sang obtenu par conséquent avant passage par un territoire capillaire) ;

5° Le *sang recueilli comparativement dans le cœur droit et dans le cœur gauche* après injection intraveineuse ;

6° Divers organes dont les principaux sont le *poumon*, le *foie*, le *rein*, la *rate*, etc. (comparativement avec l'examen dans le sang du cœur droit et du cœur gauche).

Il n'est point nécessaire, bien entendu, pour démontrer l'existence d'une précipitation ou d'une solubilisation dans le sang après injection intraveineuse, d'effectuer tous les examens que je viens de grouper dans le plan général qui précède ; dans certains cas même, un petit nombre d'entre eux suffira pour arriver à des conclusions nettes. D'ailleurs, suivant la substance étudiée, telle ou telle épreuve sera plus nettement indiquée ou plus facile à réaliser. Le plan en question devra cependant être mis à exécution aussi systématiquement et complètement que possible si l'on veut préciser la rapidité de la solubilisation ou de l'insolubilisation initiale, la durée de séjour dans l'organisme de la substance primitivement solubilisée ou insolubilisée (ou de ses produits de transformation) et par conséquent, dans le cas d'insolubilisation initiale, la rapidité avec laquelle a lieu le phénomène inverse de solubilisation ultérieure permettant l'élimination.

J'ai indiqué ce plan avec quelque détail parce qu'il constitue le point de départ de recherches extrêmement variées (certaines d'entre elles pouvant même être très importantes au point de vue thérapeutique) sur les modifications trop souvent méconnues et trop peu étudiées jusqu'à aujourd'hui, consécutives à l'administration intraveineuse de substances injectées à l'état soluble et passant plus ou moins rapidement à l'état insoluble dans le sang, ou inversement. Des recherches de cet ordre s'imposent cependant, et pour des raisons multiples : l'injection intraveineuse insoluble peut en effet, dans les conditions que j'ai précisées, non seulement se montrer sans nocuité, mais constituer une excellente méthode thérapeutique ; inversement des substances injectées à l'état soluble dans l'idée qu'elles restent en solution dans le sang peuvent donner lieu in vivo à des précipités mécaniquement nocifs ; enfin, dans bien des cas on s'abstient d'administrer certaines substances en injection intraveineuse sous le prétexte que in vitro elles précipitent au contact du sang, alors que cette précipitation n'a plus lieu dans le sang circulant (1) ou que réalisée in vivo dans de bonnes conditions, elle serait à la fois dépourvue de nocuité et capable de prolonger et de renforcer l'effet thérapeutique.

Application de la méthode au cas du salvarsan. Rapports entre la précipitation in vivo et la toxicité des solutions.

Dans quelle mesure, en ce qui concerne le cas du salvarsan, se produisent donc les phénomènes de pré-

---

1. C'est par exemple le cas de certains sels de mercure ($HgCl^2$), que je suis en train d'étudier actuellement avec MM. H. Truc et H. Charlet.

cipitation in vivo sous l'influence des injections acides neutres et alcalines ?

Dans une première série d'essais, j'avais constaté que l'addition à un *excès* de sérum sanguin de petites quantités de solutions acides ou alcalines (1) diluées de salvarsan en milieu chloruré sodique produit une précipitation très nette. (Les proportions respectives de sérum et de solutions employées pour ces observations correspondaient à peu près à celles qui existent entre la masse du sang d'un individu de poids moyen et la quantité de solution de salvarsan habituellement injectée chez l'homme; quelquefois cependant, la proportion de salvarsan était plus élevée.) J'ai alors montré que, dans le cas de l'addition de solution acide, la précipitation n'était point due à une action de HCl sur les albuminoïdes du plasma, l'acide chlorhydrique n'ayant, aux concentrations employées et même à des concentrations beaucoup plus fortes, aucune action précipitante sur les albuminoïdes.

Partant ensuite du fait que si l'on injecte dans le sang une solution quelconque à réaction acide ou alcaline, — dont l'acidité soit due à un acide plus fort que CO^2 (par exemple HCl) ou dont l'alcalinité ne soit pas apparente, mais *vraie* (NaOH par ex.) — l'acidité ou l'alcalinité de cette solution se trouve immédiatement modifiée par suite de réactions chimiques simples, j'ai alors envisagé les seules réactions de neutralisation qui pourraient avoir lieu

---

1. Alcalinité correspondant à l'alcalinité des solutions d'Ehrlich ou un peu inférieure.

dans le sang à la suite de l'injection alcaline (sel disodique $Az.H^2\diagdown ONa \diagup ...$) ou acide (dichlorhydrate HCl. $Az H^2\diagdown OH \diagup ...$) sous l'influence d'une part du CO^2 du sang, d'autre part des sels à réaction en apparence alcaline, mais à fonction en réalité acide (CO^3NaH, PO^4HNa^2) : j'ai ainsi montré (en étendant d'ailleurs la démonstration à d'autres amino-phénols que le salvarsan) que le sel disodique précipitait *in vitro* à l'état de base insoluble (dioxydiamidoarsénobenzol proprement dit) soit sous l'influence de CO^2, soit sous l'influence de CO^3NaH et que le dichlorhydrate précipitait de même à l'état de base sous l'influence de CO^3NaH. J'ai déjà eu l'occasion de rapporter au cours de ce travail les formules que j'ai déjà établies à ce sujet (Cf. p. 161-162). Il semblait de la sorte que, soit dans le cas d'injection alcaline, soit dans le cas d'injection acide, la précipitation dans le sang doit être identique et donner lieu à la formation de la base $Az H^2\diagdown OH \diagup ...$

Une nouvelle preuve dans le même sens pouvait se trouver dans l'étude que j'avais faite de la précipitation du dichlorhydrate et du dérivé disodique à l'état de base sous l'influence de divers sels neutres en excès et que j'ai expliquée, nous l'avons vu, par un changement produit dans l'état d'ionisation des complexes — $\overline{\text{H. Cl}}$ du dichlorhydrate ou — O. $\overset{+}{\text{Na}}$ du dérivé disodique.

J'avais fait remarquer que, pour les solutions alcalines, le phénomène de précipitation *in vitro* au contact du sérum sanguin n'avait lieu que si l'alcalinité de la solution n'était pas trop élevée (1) et que, dans le cas contraire, la précipitation ne se produisait pas, ayant eu soin d'ajouter cependant que *in vivo* la précipitation devait toujours avoir lieu, l'hyperalcalinité étant immédiatement neutralisée dans le sang et les facteurs précipitants (CO_2, CO_3NaH) pouvant alors manifester leur action.

J'avais montré en outre que, si au lieu d'opérer avec du sérum ou du plasma sanguin, on opérait avec du sang (sang défibriné ou sang incoagulable de chien ayant reçu une injection intraveineuse de peptone), les mêmes phénomènes de précipitation se produisaient, mais que, pour s'en rendre compte, il était nécessaire d'examiner le sang au microscope (présence de fines particules agglomérées en petits tas, facilement dissociables sous l'influence d'une légère pression exercée sur la lamelle).

Enfin j'avais mis en évidence les phénomènes de précipitation avec les solutions acides et alcalines non seulement *in vitro* mais aussi *in vivo*, en injectant (chez le

1. C'est par erreur que, dans mon travail, j'avais indiqué comme alcalinité permettant encore la précipitation une alcalinité correspondant à la salification des deux OH du dioxydiamidoarsénobenzol ou ne correspondant qu'à un très minime excès de soude libre. Me basant sur la notion fausse, mais classiquement admise, que les solutions « alcalines selon Ehrlich » étaient des solutions de sel disodique (salification de chaque OH en ONa) j'avais employé ces solutions comme solutions de sel disodique, alors qu'en réalité elles sont constituées, ainsi que je l'ai dit plus haut, par un mélange de sel disodique et de sel monosodique, ce dernier y étant même prédominant.

chien) les solutions dans une veine de la face dorsale du pied et en recueillant du sang, pendant l'injection même, par une canule placée latéralement dans la veine cave abdominale : l'examen microscopique des échantillons de sang ainsi obtenus (après injection préalable de peptone pour le rendre incoagulable) montrait l'existence de fines particules de précipité. (Les solutions alcalines utilisées dans ces expériences étaient des solutions en milieu chloruré sodique — NaCl 9 °/$_{oo}$ —, à alcalinité un peu inférieure à celle des solutions d'Ehrlich.) A la suite de ces diverses constatations, j'ajoutais encore en concluant : « On sait d'ailleurs qu'après l'injection sous-cutanée ou intramusculaire, acide ou alcaline, la résorption est très lente, et qu'on peut retrouver, localement, le dépôt de dioxydiamidoarsénobenzol fort longtemps après l'injection, même dans le cas d'injection alcaline (1) : c'est évidemment le résultat et la preuve de l'insolubilisation de la substance injectée. Or les tissus (en tout cas les muscles et le tissu cellulaire sous-cutané) ont la même réaction que le sang — réaction d'alcalinité *apparente* — ; il n'est donc pas étonnant que ce dernier donne lieu aux mêmes phénomènes de précipitation que les premiers. » (*Loc. cit.*, p. 29.)

Depuis la publication de ces premières recherches,

---

1. S. HATA, signale un cas dans lequel il a retrouvé encore le dioxydiamidoarsénobenzol au lieu d'injection *50 jours* après une injection intramusculaire chez la poule (*In* P. EHRLICH u. S. HATA. Die experimentelle Chemotherapie der Spirillosen. *Berlin. Julius Springer.* 1910. (Cf. p. 56.)

j'ai été amené, à la suite de l'observation de nouveaux faits, soit à modifier, soit à préciser ou à compléter divers points se rapportant à la nature du précipité produit *in vitro* et *in vivo* et à l'intensité de précipitation comparative sous l'influence des solutions acides et alcalines, en milieu chloruré sodique et en milieu sucré.

En ce qui concerne la nature du précipité, je n'avais considéré, primitivement, que les réactions de neutralisation par CO_2 ou CO_2NaH pouvant s'exercer sur les groupes — HCl ou — ONa. Mais, ainsi que j'en ai déjà fait mention dans un travail antérieur, des recherches complémentaires m'ont montré que les précipitations en milieu albumineux tel que le sang sont en réalité plus complexes que ne l'indiquait mon schéma initial ne considérant que les réactions d'une part entre HCl du dichlorhydrate et les sels de la forme CO_2NaH du sang et d'autre part entre les groupes — ONa du dérivé disodique et le CO_2 ou le CO_2NaH du sang : dans les phénomènes de précipitation interviennent en outre, et vraisemblablement pour une grande part, des réactions entre les groupes phénoliques — OH ou sels de phénol — ONa et les matières albuminoïdes du sang. Les précipités formés dans le sang, loin d'être formés uniquement par la base $\overset{AzH_2}{\underset{OH}{\diagup}}\diagdown$ représentent donc au moins partiellement des combinaisons phénoliques d'albuminoïdes.

La précipitation paraît cependant, ainsi que nous allons le voir, se faire surtout à l'état de dioxydiamidoarsénobenzol dans le cas des solutions alcalines.

Au sujet de l'intensité de précipitation comparative au contact du sang des solutions plus ou moins alcalines, neutres et acides, en milieu chloruré sodique ou glucosé, voici une série d'expériences effectuées in vitro avec du sérum de chien et qui en donneront une idée nette.

1° *Solutions alcalinisées juste assez pour être absolument limpides.* — La quantité de soude qu'il faut ajouter pour obtenir des solutions absolument limpides varié suivant que celles-ci sont faites dans l'eau distillée ou en présence de quantités plus ou moins élevées de chlorure de sodium : pour 0 gr. 60 de salvarsan dissous dans 300 centimètres cubes d'eau distillée, la quantité minima de soude qu'il faut ajouter pour la clarification complète est de 0 cc. 78 de NaOH à 15 % ; pour la même dose de salvarsan dissoute dans 300 centimètres cubes de NaCl à 7 %, elle est de 0 cc. 99.

A deux séries de tubes de 10 centimètres cubes de sérum on ajoute des quantités croissantes des deux solutions (depuis quelques gouttes jusqu'à 5 cc.) : dans tous les tubes, il se forme un léger précipité jaunâtre, très net, mais extrêmement ténu, homogène, non floconneux. C'est avec la solution chlorurée sodique que les précipitations sont les plus intenses. Par agitation, les mélanges de sérum et de solution donnent des liquides fortement troubles. Par centrifugation on obtient de légers culots ; les liquides ne se centrifugent d'ailleurs que très difficilement et incomplètement et ne deviennent pas limpides après centrifugation prolongée.

Si, pour étudier in vitro l'action que peut exercer *in vivo* l'acide carbonique du sang sur les mélanges, on fait passer dans ces derniers un courant de CO_2, on constate une *augmentation très nette* du trouble, qui devient plus opaque et prend une teinte plus jaune, le phénomène étant plus marqué dans les tubes à solution chlorurée sodique que dans les tubes à solution dans l'eau distillée (épreuve témoin faite par passage de CO_2 dans du sérum sanguin dépourvu de salvarsan). De même que précédemment, le précipité n'est que très difficilement et très incomplètement centrifugeable, alors que les précipités obtenus au contraire sous l'influence de CO_2 dans des mélanges (en proportions correspondantes aux précédents) de solutions identiques de salvarsan et d'eau salée à 7 °/₀₀ au lieu de sérum sanguin sont beaucoup plus abondants, beaucoup plus rapides à se produire et se déposent spontanément au fond des tubes.

La moindre intensité de la précipitation par CO_2 en présence de sérum sanguin ne s'explique pas par une action dissolvante du sérum, car le précipité formé par CO_2 dans les mélanges aqueux, additionné ensuite de sérum sanguin, conserve ses caractères physiques et reste toujours facilement centrifugeable ; elle résulte, étant donné le milieu où la réaction s'effectue, d'une colloïdalisation partielle du précipité.

Ces constatations montrent que : *a*) les solutions faiblement alcalines précipitent très nettement au contact du sérum sanguin, la précipitation étant plus accentuée pour les solutions en milieu chloruré sodique que pour les solutions dans l'eau distillée ; *b*) la précipitation obtenue dans un volume limité de sérum sanguin aug-

mente sous l'influence d'un excès de CO_2 ; *c*) le précipité formé dans ce dernier cas devant être de même
nature que celui qui prend naissance par passage de
CO_2 dans une solution aqueuse de salvarsan, c'est-à-dire
constitué par la base *dioxydiamidoarsénobenzol*, et présentant les mêmes caractères physiques que le précipité
initialement formé dans le mélange de sérum sanguin
et de solution alcaline de salvarsan, il n'est pas impossible d'admettre que ce dernier puisse être constitué
aussi, au moins partiellement, par le même dioxydiamidoarsénobenzol, bien que de nouvelles recherches
chimiques s'imposent à ce sujet ; *d*) lors de l'injection in
vivo, le sang contenant toujours, par rapport à la quantité de solution alcaline injectée, un excès de CO_2, *la
précipitation « in vivo » doit avoir lieu au moins partiellement à l'état de dioxydiamidoarsénobenzol*, une partie
elle-même de ce dernier devant se former à l'état colloïdal, vu ce qui a été observé à propos de la précipitation *in vitro*.

2° *Solutions monoalcalines* (*sel monosodique* : 1 cc. 01
de NaOH à 15 %, pour 0 gr. 60 de salvarsan). Les phénomènes observés dans les mêmes conditions que pour
les solutions précédentes, soit au point de vue de la
précipitation initiale dans les mélanges de sérum et de
solution, soit au point de vue de la précipitation secondaire par action ultérieure de CO_2 sont exactement de
même sens que pour ces solutions (en particulier, précipitations plus accentuées pour les solutions *in* NaCl
que pour les solutions aqueuses simples). Les précipités
obtenus sont seulement plus ténus encore et plus diffi-

cilement centrifugeables encore que précédemment : après centrifugation prolongée, on n'obtient que d'imperceptibles culots.

Les conclusions sont donc les mêmes que précédemment, avec cette différence que les précipités formés ont une *plus grande tendance à la colloïdalisation*.

3° *Solutions alcalines selon Ehrlich (2/5 de sel disodique pour 3/5 de monosodique : 1 cc. 14 de NaOH à 15 °/₀ par 0 gr. 60 de salvarsan)*. Les phénomènes de précipitation observés dans les mêmes conditions que précédemment ne sont que très légèrement moins accentués que pour les solutions monoalcalines. La tendance à la colloïdalisation n'est que faiblement augmentée. Au point de vue étudié, ces solutions *ne présentent donc par rapport aux solutions monoalcalines que des différences très minimes*.

4° *Solutions bialcalines (sel disodique : 1 cc. 34 de NaOH à 15 °/₀ par 0 gr. 60 de salvarsan)*. Les mêmes essais que pour les trois catégories de solutions précédentes m'ont montré que la solution bialcaline, dans l'eau distillée ne donnait aucune précipitation au contact du sérum sanguin et ne présentait, sous l'influence du passage ultérieur d'un courant de CO_2 dans le mélange qu'un infime changement de teinte vers le jaune très pâle. Mais la solution en milieu chloruré sodique se comporte un peu différemment : elle donne au contact du sérum un très léger louche, qui s'accentue nettement sous l'influence de CO_2.

Les solutions bialcalines paraissent donc douées d'un pouvoir de précipitation extrêmement faible, *in vitro* vis-à-vis d'un volume déterminé de sérum. Nous verrons cependant que *in vivo* le phénomène de précipitation existe vraiment, bien qu'à un plus faible degré que pour les solutions moins alcalines.

5° *Solutions alcalinisées à la limite de clarification, solutions monoalcalines, solutions alcalines selon Ehrlich, solutions bialcalines, en milieux sucrés.* Les quatre séries de solutions précédentes, effectuées non plus en milieu chloruré sodique, mais en milieu sucré, glucosé ou lactosé, isotonique ou hypertonique, et soumises aux mêmes essais que ces dernières, *ne donnent plus de précipitation au contact du sérum sanguin ou ne produisent que de légers louches pratiquement négligeables;* il en est de même sous l'influence du passage ultérieur d'acide carbonique dans les mélanges.

D'après les cinq séries d'observations ci-dessus, on peut remarquer, au point de vue de la nature du précipité produit par les solutions alcalines au contact du sérum sanguin, qu'il y a parallélisme entre l'intensité de la précipitation initiale par simple mélange de sérum sanguin et de solution et celle de la précipitation ultérieure par action de CO_2 : lorsque la première est notable, la seconde l'est aussi ; lorsque la première est faible ou nulle, il en est de même aussi pour la seconde. Cette observation s'ajoute aux considérations exposées plus haut et me paraît représenter un argument de plus pour faire admettre que le précipité formé initialement dans le mélange de sérum sanguin et de solution alcaline est constitué en plus ou moins grande partie par la base du 606 elle-même, le *dioxydiamidoarsénobenzol*.

6° *Solutions neutres en milieu sucré.* Les mêmes essais que précédemment effectués sur les mêmes solutions neutres en milieu sucré que celles dont la toxicité a été antérieurement déterminée (cf. p. 166) montrent que ces solutions se comportent comme les solutions faiblement alcalines en milieu sucré et par conséquent ne produisent au contact du sérum sanguin que de très légers louches, à peine accentués par action ultérieure de CO^2.

7° *Solutions acides en milieu chloruré sodique et en milieu sucré.* J'ai déjà eu l'occasion au cours de ce travail de dire que la précipitation produite au contact du sang par les solutions acides en milieu chloruré sodique était d'autant plus abondante et le précipité moins finement divisé que ces solutions étaient elles-mêmes plus concentrées. J'ai dit aussi que pour les solutions dans l'eau distillée ou en milieu sucré la précipitation avait lieu comme avec les précédentes, son intensité étant même tout à fait analogue dans les trois cas, mais j'ai fait remarquer que le précipité obtenu en milieu sucré était beaucoup plus homogène et plus finement divisé, et que ce caractère, surtout appréciable au niveau de la couche de liquide où se produit la précipitation, avant agitation du mélange, s'accusait d'autant plus que la concentration du milieu en sucre était plus élevée. Les deux sortes de précipité sont difficilement et incomplètement centrifugeables, mais ne présentent cependant point entre eux de différence très marquée à ce point de vue.

Avec les solutions concentrées, la précipitation produite au contact du sérum sanguin est beaucoup plus intense dans le cas de solution acide que dans le cas de solution alcaline ; avec les solutions diluées cette différence d'intensité est infiniment moins accentuée, mais le précipité obtenu avec les solutions acides est plus facilement et moins incomplètement centrifugeable que le précipité obtenu avec les solutions alcalines.

La nature chimique du précipité paraît d'ailleurs différente dans les deux cas : le *précipité dû aux solutions acides est constitué au moins en majeure partie par une combinaison albuminoïde ;* nous avons vu comment, au contraire, le précipité dû aux solutions alcalines semblait pouvoir être considéré comme formé surtout par la base du 606.

Pour les solutions dont je viens d'étudier la précipitation in vitro au contact du sérum sanguin, la substitution à ce dernier de plasma de chien peptoné donne exactement les mêmes résultats ; de sorte que les résultats rapportés s'appliquent aussi bien au cas du sang in vitro qu'au cas du simple sérum sanguin.

En somme, *in vitro*, c'est avec les solutions acides que la précipitation est la plus intense ; les solutions à alcalinité inférieure à celle des bialcalines précipitent cependant encore nettement si elles sont faites en milieu chloruré sodique ; les solutions bialcalines en milieu chloruré sodique et les solutions alcalines précédentes ou neutres en milieu sucré donnent au contraire des précipitations négligeables (infimes louches) ou nulles. Mais nous allons voir que *in vivo* toutes les solutions précipitent.

J'ai tout d'abord étudié les phénomènes de précipitation *in vivo* en examinant comparativement pour les diverses solutions le degré de l'insolubilisation produite localement après leur injection sous la peau ou dans le péritoine, chez le lapin et, dans quelques expériences, chez le chien. Ces examens étaient faits sur les animaux sacrifiés un temps plus ou moins long après l'injection de quantités variables des solutions étudiées. L'observation de la production de précipité était facile, étant donnée l'absence de sang dans le tissu cellulaire et dans la cavité péritonéale. Les résultats obtenus par cette méthode sont superposables, qualitativement au moins, à ceux qui doivent se produire au contact du sang in vivo, le milieu sous-cutané et le milieu intra-péritonéal (liquide de transsudation et d'exsudation) présentant une réaction analogue à celle du sang et une composition chimique où se retrouvent la plupart des constituants du plasma sanguin.

1° *Solutions acides.* — Pour les solutions acides diluées (0,60 pour 300 à 0,60 pour 400), *en milieu chloruré sodique*, injectées dans le péritoine du lapin aux doses de 10 à 40 centimètres cubes par kilogramme, le liquide retiré de la cavité péritonéale au bout de quelques minutes seulement contient déjà un précipité jaune pâle, formé de fins flocons, assez abondant. Si le liquide est retiré dix à vingt minutes après injection, le précipité qui s'y trouve est plus abondant, les flocons en sont plus volumineux et ont une tendance à se déposer assez rapidement au fond du liquide (lequel ne présente pas de coagulation spontanée). Si l'animal est sacrifié plus longtemps après l'injection (au bout de demi-heure à deux heures par exemple), le liquide retiré (spontanément coagulable) contient quelques gros flocons jaunes, d'autant plus agglomérés entre eux qu'ils est prélevé plus tard après l'injection ; pour les prélèvements effectués une à deux heures après l'injection, on peut même trouver un liquide à peu près dépourvu de précipité, tous les flocons de ce dernier ayant été agglutinés en masses jaunes cohérentes par l'épiploon auquel on les trouve fixées (balayage épiploïque de la cavité péritonéale).

Les mêmes solutions, injectées sous la peau, donnent très rapidement un abondant précipité jaune, floconneux, qu'on peut retrouver même plusieurs mois après l'injection.

Avec les *solutions acides en milieu sucré*, les mêmes phénomènes de précipitation s'observent, soit après injection intrapéritonéale, soit après injection sous-cutanée, mais les *précipités* obtenus sont *beaucoup plus finement divisés*. Sous la peau, ils présentent une teinte jaune moins foncée et sont formés de flocons plus ténus que dans le cas des solutions chlorurées sodiques. Dans le péritoine, les liquides retirés contiennent des flocons jaunes beaucoup plus fins et se déposant beaucoup moins rapidement que dans le cas de ces mêmes solutions. Le phénomène d'agglutination par l'épiploon a lieu cependant comme pour ces derniers. L'augmentation de l'état de division du précipité intrapéritonéal et de la facilité avec laquelle il reste spontanément en suspension est d'autant plus marquée que les solutions sont plus concentrées en sucre, des solutions acides en milieu sucré hypertonique et relativement peu diluées (0 gr. 60 de salvarsan pour 100 cc.) donnant même des précipités plus finement divisés que des solutions en milieu chloruré sodique quatre fois plus diluées.

2° *Préparations neutres.* — Les suspensions injectées dans le péritoine se comportent comme les solutions précédentes après insolubilisation : leurs flocons en sont peu à peu agglutinés en masses compactes par l'épiploon.

Les solutions neutres en milieu sucré donnent des phénomènes de précipitation intrapéritonéale et sous-cutanée analogues à ceux qui ont lieu avec les solutions acides correspondantes.

3° *Solutions alcalines.* — Pour les *solutions alcalines d'Ehrlich en milieu chloruré sodique*, à la dilution de 0 gr. 60 pour 300 centimètres cubes à 0 gr. 60 pour 400 centimètres cubes, injectées dans le péritoine du lapin aux doses de 10 centimètres cubes à 40 centimètres cubes par kilogramme, la précipitation intrapéritonéale est un peu plus lente à se produire que pour les solutions acides et a lieu surtout plus progressivement. Le liquide retiré dix à vingt minutes après l'injection contient un précipité à flocons jaunes, assez fins, très abondants, mais se déposant beaucoup plus lentement que dans le cas des solutions acides. Dans le liquide retiré trente-cinq minutes après l'injection (non spontanément coagulable), les flocons sont plus volumineux et se déposent un peu plus rapidement. Dans le liquide retiré deux heures après l'injection (spontanément coagulable), il n'existe plus que de rares flocons jaunes, la majeure partie du précipité ayant été agglutinée par l'épiploon en petites masses jaunes incluses pour la plupart vers les parties supérieures du tablier épiploïque qui se trouve cependant farci tout entier de petits amas jaunes de précipité aggloméré. Le liquide lui-même présente une réaction fortement alcaline au tournesol.

Pour les solutions alcalines d'Ehrlich *en milieu sucré*, les mêmes phénomènes de précipitation s'observent, mais les précipités obtenus sont plus finement divisés que pour les solutions en milieu chloruré sodique. Finalement, leur agglutination se fait comme dans le cas de ces dernières solutions.

Après injection sous-cutanée, la précipitation des solutions alcalines d'Ehrlich a lieu aussi, mais plus lentement que celle des solutions acides et sous la forme d'un précipité, moins fortement jaune et beaucoup plus finement divisé. Ces caractères différentiels sont plus marqués encore pour les solutions en milieu sucré que pour les solutions en milieu chloruré sodique.

Pour les *solutions monoalcalines*, les phénomènes de précipitation sont, dans leur ensemble, les mêmes que pour les solutions alcalines d'Ehrlich ; les précipités formés au début ont seulement une tendance un peu plus marquée à se déposer spontanément.

Pour les *solutions bialcalines*, les phénomènes de précipitation intrapéritonéale et sous-cutanée présentent aussi la même allure générale que pour les solutions alcalines d'Ehrlich, mais les précipités contenus dans les liquides recueillis peu de temps après l'injection intrapéritonéale restent un peu plus facilement en suspension que pour les solutions moins alcalines.

Pour plusieurs des solutions passées en revue, quelques injections intrapéritonéales faites chez le chien m'ont montré que chez cet animal les phénomènes d'insolubilisation étaient de même sens que chez le lapin.

En somme, l'étude des précipitations in vivo consécutives à l'injection des solutions dans le péritoine ou sous la peau montre que *les solutions acides, neutres et alcalines arrivent toujours à s'insolubiliser au contact des humeurs et par conséquent dans le sang*. L'insolubilisation donne lieu à des précipités qui sont initialement d'autant plus finement divisés que les solutions employées sont plus alcalines et plus concentrées en sucre ; mais *finalement* elle paraît atteindre un degré d'intensité à peu près analogue pour les divers groupes de solutions.

En opérant comme je l'ai indiqué plus haut pour rechercher la précipitation in vivo dans le sang circulant lui-même (prises de sang latérales dans la veine cave inférieure pendant une injection dans une veine de la patte, chez le chien), on put constater par l'examen microscopique la présence de précipités au cours de l'injection de solutions acides ou de solutions à alcalinité inférieure à celle de la solution bialcaline. Ces précipités sont constitués, dans le cas de solutions acides concentrées, par des particules assez volumineuses et, au contraire, dans le cas de solutions acides diluées, par des particules extrêmement fines. Dans le cas de solutions alcalines, les particules sont encore plus ténues et difficiles à observer ; on ne les retrouve même plus pour les solutions bialcalines. C'est que, lorsque l'alcalinité devient suffisante, la précipitation n'est pas immédiate, et ne peut se faire qu'en présence d'un grand excès de sang, condition qui ne se réalise qu'après mélange de la quantité de solution injectée avec toute la masse sanguine. Il est alors pratiquement impossible de mettre en évidence l'existence d'un précipité dans le sang, car les particules libérées à la suite de l'insolubilisation en milieu extrêmement dilué sont au fur et à mesure fixées au niveau de divers organes et par conséquent disparaissent du sang circulant. Il en est d'ailleurs de même pour les précipités produits à la suite de l'injection de solutions moins alcalines, de solutions neutres ou acides et de suspensions neutres.

L'insolubilisation, dans le cas des solutions alcalines, ne paraît être que progressive et précédée en tout cas d'une phase de colloïdalisation, car le *sérum* sanguin des individus injectés donne encore, pendant un certain temps après l'injection (une heure à une heure et demie) des réactions montrant la présence de dioxydiamidoarsénobenzol en nature ou tout au moins de dérivés voisins (diazoréaction), ainsi que l'a montré récemment J. Abelin (1).

1. J. ABELIN. Salvarsan im Blute bei intravenœser Injektion. *Münchener medizinische Wochenschrift*, LIX Jahrg., 9 janvier 1912, p. 81.

Soit avec les solutions acides, soit surtout avec les solutions alcalines, l'insolubilisation ne paraît en outre être que partielle, car l'élimination du salvarsan en nature dans l'urine peut commencer très rapidement après l'injection (5 à 15 minutes après l'injection intraveineuse alcaline, d'après J. Abelin)(1).

Quoi qu'il en soit, si, pour la raison que j'ai indiquée, il est difficile de montrer l'existence de précipités dans le sang circulant à la suite des injections intraveineuses alcalines, l'insolubilisation a lieu après ces injections comme après les injections acides, ainsi que permettent de l'affirmer les constatations faites à la suite des injections sous-cutanées et surtout intrapéritonéales; l'insolubilisation est seulement moins massive et plus progressive que dans le cas des injections acides et les différences s'accentuent d'autant plus qu'on emploie des solutions plus riches en soude et plus concentrées en sucre. Je ne saurais donc être de l'avis de R. Joseph (2), qui n'admet l'insolubilisation que dans le cas des solutions acides.

Je ne puis, jusqu'à aujourd'hui, appuyer sur d'autres preuves que celles que je viens de donner, le fait de l'insolubilisation consécutive aux injections alcalines,

1. J. ABELIN. Beginn und Dauer der Ausscheidung des Salvarsans durch den Urin nach intravenœser Injektion. *Münchener medizinische Wochenschrift*, LVIII Jahrg., 15 août 1911, 1771-1773.

2. DON R. JOSEPH. On the formation of precipitates after the intravenous injection of salvarsan. *Journ. of. experim. Med.*, 1911, XIV (fasc. 1), 83-98. (D'après une analyse in *Zentralblatt für Biochemie und Biophysik*, XII, nov. 1911, nᵒ 11, p. 478. Referat nᵒ 1819.)

mais le plan général que j'ai exposé plus haut pour la recherche des phénomènes de précipitation in vivo des substances injectées à l'état soluble dans le sang contient une série d'idées directrices qu'il serait intéressant de soumettre à l'expérimentation et qui permettraient vraisemblablement d'aboutir à des résultats confirmant mes conclusions.

L'ensemble des faits qui précèdent nous explique parfaitement les mécanismes respectifs de toxicité des préparations acides, neutres et alcalines, chlorurées sodiques ou achlorurées. Si l'on examine parallèlement, pour chaque solution, le degré de toxicité et les phénomènes de précipitation, on constate que les solutions les moins toxiques ne sont pas nécessairement celles dont la précipitation est à proprement parler la moins intense, mais celles surtout dont la précipitation se fait à l'état de division le plus avancé. Ce sont avant tout les solutions en milieu sucré, acides, neutres ou alcalines. *Le facteur commandant le plus immédiatement la toxicité est donc représenté non pas par le degré d'insolubilisation, mais par l'état physique sous lequel se présente le composé insolubilisé.* Dans le cas des solutions acides chlorurées sodiques, cet état physique est lui-même en rapport avant tout avec le degré de dilution de la solution ; dans le cas des solutions acides ou neutres sucrées, il est en rapport avec le degré de dilution, mais surtout avec la concentration en sucre ; dans le cas des solutions alcalines chlorurées sodiques, il est en rapport dans une certaine mesure avec le degré de dilution, mais surtout avec la concentration en soude ; enfin, dans le cas des solutions alcalines sucrées, il est essentiellement en rapport avec la concentration en sucre.

Les solutions les plus toxiques sont donc des solutions avant tout *mécaniquement* toxiques, la toxicité mécanique se manifestant avant la toxicité chimique ; pour les solutions les moins toxiques au contraire, la toxicité mécanique est négligeable ou nulle, la toxicité chimique constitue à peu près le seul mécanisme permettant d'expliquer les accidents.

Pour les suspensions, l'insolubilisation étant réalisée in vitro en milieu non colloïdal, le précipité, qui est d'ailleurs chimiquement différent de celui qui est produit in vivo par les solutions acides, se présente sous un état physique beaucoup moins approprié que celui de ce dernier à la tolérance mécanique intravasculaire ; aussi la toxicité est-elle notablement plus élevée que pour toutes les autres préparations. Il s'agit avant tout ici d'une toxicité mécanique.

Rapports entre la précipitation in vivo, l'élimination et l'activité thérapeutique.

La phase d'insolubilisation initiale devant être suivie, plus ou moins tardivement, d'une phase inverse de solubilisation qui permette l'élimination du composé arsenical, on comprend que cette phase de solubilisation puisse s'effectuer de façon différente suivant la nature de la préparation injectée, c'est-à-dire suivant la nature chimique et l'état physique sous lesquels le salvarsan a été initialement insolubilisé. Cette solubilisation ne semble point devoir résulter d'une modification dans les propriétés du sang, mais plutôt de l'activité cellulaire de certains organes (foie, poumon par exemple), qui, après avoir momentanément fixé le composé insoluble, le libéreraient ensuite sous forme soluble, après lui avoir fait subir des modifications chimiques plus ou moins profondes ; c'est ce que pourront préciser des recherches d'arsenic comparativement dans le sang (sérum, globules, caillot), les organes (foie, poumon, rein, rate en particulier) et l'urine, faites plus ou moins longtemps après l'injection intraveineuse de salvarsan.

Ainsi que j'ai déjà eu l'occasion de le faire remarquer, la solubilisation et l'élimination sont deux phénomènes en relation avec l'activité thérapeutique : celle-ci sera d'autant plus grande qu'ils se produiront eux-mêmes plus tardivement et que par conséquent, toutes choses égales d'ailleurs, l'insolubilisation initiale aura été plus complète et aura abouti à la formation de précipités plus aptes à se déposer dans les organes et à être fixés par eux. Nous arrivons ainsi à trouver une relation entre l'intensité de l'action thérapeutique et le degré de toxicité mécanique, les solutions mécaniquement toxiques devant être a priori les plus actives, puisqu'elles permettent un séjour beaucoup plus prolongé, de l'arsenic dans l'organisme. Cette relation est tout à fait en rapport avec les faits observés : j'ai très nettement constaté que l'élimination de l'arsenic était, pour les solutions acides et les suspensions neutres injectées dans les veines, beaucoup moins rapide à se produire et beau-

coup plus prolongée que pour les solutions alcalines (1) ;
j'ai eu d'autre part l'occasion d'insister, au cours de ce
travail, sur l'activité thérapeutique plus grande des solutions acides par rapport aux solutions alcalines ; or
les solutions acides sont mécaniquement plus toxiques
que ces dernières.

Ces considérations sont importantes au point de vue
des enseignements qui peuvent s'en déduire pour le choix
des solutions à appliquer dans la pratique thérapeutique.
Le fait de l'existence d'une toxicité mécanique pour les
solutions les plus actives n'implique pas que cette toxicité mécanique doive se manifester pour ces solutions
lorsqu'elles sont employées aux doses thérapeutiques :
et effectivement, les solutions de ce genre *suffisamment
diluées* ne montrent, à ces doses, aucune toxicité. Il n'y
a donc pas lieu d'accorder la préférence aux solutions
alcalines plutôt qu'aux solutions acides ou neutres ou
qu'aux suspensions neutres, puisque, si elles sont employées aux doses thérapeutiques suivant les conditions
que j'ai précisées à propos de chacune d'elles, leur toxicité mécanique n'entre pas en jeu. Les solutions les
plus actives thérapeutiquement étant les solutions à insolubilisation la plus marquée in vivo, on a au contraire
tout intérêt à chercher à employer autant que possible

1. Pour les solutions alcalines en injection intraveineuse, on a reconnu
d'ailleurs que l'élimination était infiniment plus prolongée qu'on ne l'a-
vait dit au début, et qu'on pouvait retrouver de l'arsenic dans l'urine
même un à trois mois après l'injection. Cf. K. Keuser : anal. in *Presse
médicale* du 30 août 1911, p. 704, ce qui corrobore parfaitement le fait de
l'insolubilisation in vivo des solutions alcalines.

les solutions acides ou neutres et peut-être même — l'a-
venir le précisera — les suspensions neutres. Je ne saurais trop en tout cas répéter qu'il est nécessaire de diluer ces solutions dans les limites que j'ai indiquées et
rappeler l'avantage que présentent sur les solutions en
milieu chloruré sodique les solutions en milieu sucré.

CHAPITRE II

PRATIQUEMENT LE SALVARSAN EST-IL TOXIQUE ?

Les phénomènes réactionnels consécutifs à l'injection. — Les neurorécidives et la prétendue action neurotropique du salvarsan. — Considérations complémentaires sur la pathogénie des accidents observés chez l'homme.

D'après le sens général des résultats qui sont exposés dans ce travail, le salvarsan se montre comme un arsenical n'ayant expérimentalement qu'une très faible toxicité et ne paraissant nullement toxique chez l'homme lorsqu'il est convenablement manié.

Les phénomènes réactionnels consécutifs à l'injection.

Les phénomènes réactionnels généraux consécutifs à son injection dans les veines (fièvre, frissons, céphalée, vomissements, diarrhée, etc.), qui ont pu être souvent assez violents et quelquefois même inquiétants par suite de l'emploi de solutions mal appropriées à l'injection intraveineuse ou de fautes de technique diverses, sont extrêmement minimes ou même nuls si l'on a soin d'observer certaines précautions dans la préparation des solutions.

Dans la production de certains d'entre eux, la quantité

de chlorure de sodium injectée et aussi, si elle est notable, la quantité de soude utilisée dans la préparation des solutions alcalines, peuvent quelquefois intervenir à des degrés divers ; des recherches de Marschalko entre autres ont montré une diminution nette dans l'intensité de ces phénomènes sous l'influence de la diminution de la quantité de chlorure de sodium contenue dans les solutions ; d'autre part, les solutions en milieu achloruré produisent, ainsi que je l'ai constaté, des réactions beaucoup plus faibles que les solutions en milieu chloruré sodique (1). Mais là ne semble pas résider la principale cause des phénomènes réactionnels : ainsi que Wechselmann l'a montré, ceux-ci sont dus avant tout, lorsqu'ils se produisent avec une intensité notable, à l'action des produits de destruction des microorganis-

1. Heubner — j'ai déjà eu l'occasion de le citer — attribue une action hyperthermisante spécifique à l'ion sodium. Il admet de plus, en se basant sur des expériences faites en injectant dans les veines des suspensions de paraffine à grains extrêmement fins, que la simple présence dans le sang de petits corps étrangers solides peut provoquer un peu d'hyperthermie. Étant donné ce que nous savons de la précipitation du salvarsan *in vivo*, un facteur de cet ordre pourrait peut-être intervenir aussi dan le cas qui nous intéresse, bien que l'auteur ne l'ait pas envisagé pour ces cas spécial (?).

Quoi qu'il en soit, voici la conclusion de l'auteur : « Die Versuche lassen also darauf schliessen, dass korpuskulære Elemente *an sich*, ohne *chemisch* zu reagieren, im Stande sind, Fieber zu erzeugen ; hœchst wahrscheinlich beruht auch diese Wirkung der kolloïdalen Metalle nicht auf einer sekundæren chemischen Reaktion. Für eine Erklærung der Wirkung scheinen mir zunæchst solche Zellelemente in Frage zu kommen, die durch direkte *Berührung* mit den im Blute kreisenden korpuskulæren Teilchen einen Reiz erhalten und Aenderungen ihrer Funktion erleiden kœnnen. » (*Loc. cit.*, p. 2433).

mes contenus dans une eau anciennement distillée, li-
bérés sous l'influence de la stérilisation. Il suffit, pour
les éviter ou les atténuer fortement, de n'employer que
des solutions faites en partant d'une eau très pure, sté-
rilisée aussitôt que possible après sa distillation.

« Ich... habe, écrit Wechselmann lui-même, mir das
« verhæltnissmæssig keimarme Leitungswasser selbst
« destilliert, absolut aseptisch in bakteriologischem Sinn
« aufgefangen und mit 0,9 °/₀ NaCl versetzt einge-
« spritzt. Ich habe nunmehr bei über 150 Patienten,
« welche ich in meiner Wohnung injizierte und nach 2
« und 4 Stunden gemessen habe, bei vollstem Wohlbe-
« finden stets nur Temperaturen unter 37°, meist nur
« 36,5, gesehen. Die Zahl ist noch nicht gross genug,
« um ein endgültiges Urteil zu fællen ; es scheint aber,
« dass das Salvarsan eine Temperaturerniedrigung
« erzeugt, welche mit der konkomitierenden Blutdruck-
« senkung, wie ich sie (Nicolai, Siesskind) angegeben
« habe, parallel læuft (1). »

Depuis, les conclusions de Wechselmann ont été con-
firmées par différents auteurs, en particulier par Hüfler (2),

1. WECHSELMANN. Neuere Erfahrungen über intravenœse Salvarsaninjektionen ohne Reaktionserscheinungen. *Münchener medizinische Wochenschrift*, LVIII Jahrg., 11 juill. 1911, 1510-1511.

2. HÜFLER. Zur Technik der Salvarsanbehandlung. *Münch. med. Wochensch* , LVIII Jahrg., 22 août 1911, 1802-1803.

« Meiner Meinung nach, dit l'auteur, læsst sich das Ausbleiben des Fiebers nur
» mit der Verwendung der frisch destillierten und frisch sterilisierten Flüssigkei
« erklæren... Wird destilliertes Wasser længere Zeit aufgehoben, ja wird frisch des -
« tilliertes Wasser nur in Wassergefæsse gefüllt, die nicht jedesmal frisch gespült
« und sterilisiert werden, so gelangen doch Bakterien hinein, die zwar sterilisiert

Herbsmann (1), Favento (2), etc., et des expériences de
W.-L. Yakimoff et Nina Kohl-Yakimoff (3) entreprises à
l'instigation d'Ehrlich, ont montré une série de faits
extrêmement intéressants au sujet des différences d'intensité des phénomènes réactionnels observés chez les
divers malades : d'après ces auteurs, les malades riches
en spirochètes réagissent de façon beaucoup plus violente à l'injection que ceux qui sont moins fortement
infectés. Expérimentalement, W.-L. et N. K. Yakimoff
ont trouvé que chez la souris normale la toxicité du salvarsan devenait 2, 4 fois plus élevée lorsqu'on combi-
nait à l'injection de salvarsan une injection de toxine
microbienne à dose inoffensive pour l'animal normal
(toxine colibacillaire par exemple), tandis que chez la
souris trypanosomiée elle devenait, dans les mêmes conditions, 15 fois plus élevée si le sang était riche en trypanosomes et 8 fois plus seulement si le sang était pau-
vre en trypanosomes ; les mêmes doses de salvarsan se
montraient infiniment moins toxiques chez les souris
trypanosomiées qui ne recevaient point concurremment
de toxine microbienne.

« werden, aber doch darin bleiben. *Die injizierten* Bakterienleichen machen das
« Fieber. »

1. Joseph Herbsmann. Ueber intravenœse Salvarsaninjektionen ohne
Reaktionserscheinungen. *Münchener med. Wochensch.*, LVIII Jahrg.,
22 août 1911, p. 1803.

2. Favento. Beitrag zur Salvarsanbehandlung der Syphilis. *Münchener
med. Wochensch.*, LVIII Jahrg., 10 oct. 1911, p. 2169.

3. W.-L. Yakimoff und Nina Kohl-Yakimoff. Der Einfluss von Mikroben auf die Wirkung des Salvarsan. *Münchener med. Wochensch.*, LVIII
Jahrg., 5 déc. 1911, 2601-2604.

Ces auteurs concluent : « *Enthœlt also das Wasser*
« *irgendwelche Bakterien, die irgendeinen Einfluss auf*
« *die Toxizitœt von Salvarsan* besitzen, so wird bei Sal-
« varsaninjektionen in der Syphilistherapie die Reaktion
« des menschlichen Kœrpers natürlich viel stærker sein,
« als bei Anwendung frisch sterilisierten, einwandfreien
« Wassers. » (*Loc. cit.*, p. 2604). Et dans un second mémoire ils ajoutent encore : « Die Toxicitæt wird beson-
« ders erhœht, wenn man bei Protozoenkrankheiten,
« wie z. B. bei Trypanosomen mit unreinen Lœsungen
« injiziert. Je stærker die Injektion ist, desto stærker
« ist auch der toxische Effekt. Wechselmann hat also
« vollkommen Recht, wenn er zur Herstellung von
« Salvarsan lœsungen absolut reines und frisch destil-
« liertes Wasser fordert (1). »

Ehrlich lui-même est parti de ces faits pour expliquer
chez l'homme la production de certaines manifestations
dues en apparence à une toxicité directe du salvarsan
et relevant en réalité d'un tout autre mécanisme. Je cite
textuellement l'opinion d'Ehrlich (2).

« Ist næmlich die Verunreinigung des Wassers eine
« sehr hochgradige, so wird *jeder* Patient ausnahmslos
« in schwerer Weise reagieren ; sind nur wenig Bak-
« terienleichen in Wasser enthalten — und das wird

1. W.-L. YAKIMOFF und NINA KOHL-YAKIMOFF. Der Einfluss der Mikroben
auf die Wirkung von Salvarsan. *Münchener med. Wochensch.*, LIX Jahrg.,
16 janv. 1912, 124-126. (Citation, p. 125.)

2. P. EHRLICH. Ueber Salvarsan. *Münchener med. Wochensch.*, LVIII
Jahrg., 21 novembre 1911, 2481-2486. (Nach einem auf der Naturforscher-
versammlung zu Karlsruhe gehaltenen Vortrag.)

« wohl meist der Fall sein — so werden eben nicht alle
« Patienten reagieren, sondern nur ein gewisser Teil,
« der überempfindlicher ist gegen diese Bakterientoxine
« sei es, dass es an seiner Konstitution, sei es, dass es,
« an der Art der Krankheit gelegen ist. Ich habe übri-
« gens durch Dʳ Yakimoff, der im Speyerhause arbeitet,
« einige Tierexperimente nach dieser Richtung anstel-
« len lassen, und hierbei hat sich herausgestellt, dass
« bei trypanosomenkranken Tieren die Toxizitæt des
« Salvarsans um das 10-13 fache erhœht wird, wenn
« man gleichzeitig eine geringe Menge abgetœteter Bak-
« terienkulturen den Tieren injiziert.

« ...dass unter dem Einfluss der Bakterienleichen die
« Kœrperzellen eine Erhœhung ihrer Arsenaviditæt
« erleiden : dass sie mehr vom Arsenikale aufnehmen,
« oder vielleicht dasselbe intensier spalten, und dass
« andererseits durch die erhœhte Organotropie die Spi-
« rochæten weniger Salvarsan bekommen als sonst,
« infolgedessen von dem Mittel nicht so scharf getrof-
« fen werden. Est folgt hieraus ohne weiteres, dass
« diese Reaktion an und für sich den Sterilisationsvor-
« gang ungünstig beiinflussen muss, ganz abgesehen
« davon, dass die Fieberreaktion, wenn sie stark ist,
« bei schwæchlichen Individuen mit Erkrankung wich-
« tiger Organe einen verhængnisvollen Einfluss ausüben
« kann. Aber auch noch in anderer Richtung sehe ich
« einen grossen Nachteil dieser Fieberreaktion ; ich
« halte es für sehr leicht mœglich, dass unter dem Ein-
« fluss der Endotoxiné Krankheitsprozesse, z. B. Tuber-
« kulose, begünstigt werden und dass auch die Neuro-

« rezidive mit dieser Sache zusammenhængen. Denn
« sonst ist es gar nicht zu erklæren, dass an gewissen
« Kliniken, z. B. bei Finger in Wien die Neurorezidive
« weit hæufiger vorkommen als an anderen Stellen.
« Abgesehen hiervon muss man sehr mit der Mœglich-
« keit rechnen, dass einmal ein solcher bakteriologi-
« scher Reaktionssturm doch eine Schædigung der Zel-
« len zurücklæsst und sie dadurch für eine spætere
« Salvarsaninjektion überempfindlich macht.

« Ergo folgere ich, dass wir alles daran setzen müs-
« sen, diese volkommen überflüssige und schædliche
« Komplikation der Salvarsaninjektionen zu vermei-
« den, denn sie war der Stein des Anstosses, der sich
« seither der *intensiven* und *multiplen* Behandlung
« entgegenstellte. Dabei ist die Einrichtung zur Her-
« stellung frisch destillierten Wassers eine ausseror-
« dentlich einfache und billige. » (P. 2481-2482.)

Les neurorécidives et la prétendue action neurotropique du salvarsan.

On vient de voir comment Ehrlich vient d'être amené
à parler des neurorécidives à propos de l'influence que
pourrait avoir dans leur pathogénie les phénomènes
réactionnels observés chez les malades riches en spirochètes.

Ces neurorécidives, selon Ehrlich, ne sont point à interpréter comme étant le résultat d'une action neuro-
toxique du salvarsan : pour lui les unes s'expliquent par

une congestion des zones nerveuses dans lesquelles les spirochètes ont été détruits, congestion semblable à celle qu'on observe au niveau des lésions cutanées lors de la réaction de Herxheimer, les autres s'expliquent par le fait d'une stérilisation incomplète de l'infection syphilitique, un certain nombre de spirochètes ayant pu échapper à l'action du médicament et provoquant des lésions au niveau d'organes peu vasculaires où celui-ci n'a pu les atteindre qu'incomplètement (1).

Tous les auteurs cependant n'ont point partagé l'opinion d'Ehrlich : Mouneyrat en particulier vient tout récemment de fournir des faits sur lesquels il croit pouvoir baser la démonstration d'une action toxique directe du 606 pour les centres nerveux, action « neurotropique » proprement dite (*Loc. cit.*).

J'ai cité plus haut les résultats de Mouneyrat sur la toxicité, chez le lapin, du sel disodique du 606. Chez les trois lapins qui ont succombé dans ses expériences, l'un quatre jours après une dose globale de 0 gr. 0375 par kilogramme injectée en vingt-cinq jours, les deux autres respectivement deux et quatorze jours après une dose globale de 0 gr. 050 injectée en vingt jours, l'auteur a trouvé de l'arsenic « dans le foie, les muscles et dans les centres nerveux en quantité très appréciable et *nettement supérieure* aux quantités infinitésimales qu'on

1. Au sujet de ces neurorécidives, voir un article intéressant de Emery, qui paraît au moment où ce travail est sous presse (Emery. De l'origine des neurorécidives dans la salvarsanothérapie et des moyens d'y remédier. *La Clinique*, VII, 15 mars 1912, 168-174).

rencontre chez des animaux témoins » (p. 31). En outre, chez deux lapins ayant reçu en une seule injection un centigramme et deux autres un demi-centigramme de sel disodique par kilogramme, il a trouvé aussi « de l'arsenic dans les centres nerveux », un des lapins à un centigramme en renfermant d'ailleurs moins qu'un des lapins à un demi-centigramme (pour des poids égaux de substance nerveuse).

Les conditions techniques ont été les suivantes : « Afin « d'être bien certain, écrit l'auteur, de faire porter nos « recherches sur les cellules d'organes et non sur le « sérum qui les baigne nous avons lavé toutes ces cel- « lules après broyage (avec broyeur divisant finement) « au sérum artificiel (exempt d'arsenic) et centrifugé, « ce lavage ayant été répété plusieurs fois ; c'est donc « sur des cellules aussi exemptes que possible du sérum « qui les imprégnait qu'ont porté nos recherches d'ar- « senic. » (P. 31.)

Des résultats ci-dessus rapportés *in extenso*, Mouney-rat conclut : « l'arséno-dioxydiamidoarsénobenzol... se « fixe... sur les cellules de l'économie et en particulier « sur les tissus nerveux ; ce corps est donc *organotrope* « et tout particulièrement *neurotrope* ». En fin de compte il pense que ses constatations permettent « d'ex-pliquer la plupart des accidents mortels ou non surve-nus à la suite d'administration du dioxydiamidoarséno-benzol chez des individus normaux porteurs seulement de lésions syphilitiques (p. 31); la plupart des cas de mort s'interprètent, pour lui, par une fixation du 606 sur les centres nerveux, les neurorécidives n'étant elles-mêmes que la manifestation d'un « neurotropisme tardif ».

Quant au mécanisme de l'action neurotropique, l'auteur le rattache au caractère basique du dioxydiamido-arsénobenzol, dont les groupements aminogènes AzH^2 se fixent sur les cellules qui possèdent « les éléments acides nécessaires pour saturer » ces fonctions basiques; or, parmi les tissus, ajoute-t-il, « ce sont précisément les « tissus nerveux, riches en composés nucléiniques, qui « sont le plus aptes à saturer ces fonctions; l'arséno, « grâce à ces deux groupements basiques AzH^2, est « pour ainsi dire *harponné* par la cellule nerveuse »; les AzH^2 « *accrochent* » la molécule arsenicale aux cellules nerveuses : « le dioxydiamidoarsénobenzol joue en un mot, vis-à-vis des noyaux cellulaires, le même rôle que la fuchsine, la thionine, le bleu de méthylène et autres couleurs à caractère basique » (p. 32).

Les expériences faites par Mouneyrat permettent-elles ses conclusions et déductions?

Qu'on me permette tout d'abord de faire remarquer que ses expériences n'ont porté que sur un petit nombre d'animaux, que l'arsenic n'a pas été recherché dans le sang et ne paraît pas non plus avoir été recherché dans le rein ni dans le poumon, on a pu retrouver de l'arsenic dans le sang même plusieurs mois après l'injection intraveineuse (FISCHER et ZERNICK. *Berl. klin. Wochensch.*, 1911, n° 34; cité par Abelin) et, d'après les travaux de Besredka sur l'absorption du trisulfure d'arsenic par les globules blancs (*Ann. Institut Pasteur*, 1899, p. 49 et 209), il n'est point invraisemblable que

les leucocytes circulant dans le sang ou inclus dans les
tissus puissent fixer eux-mêmes une certaine quantité
d'arsenic. D'autre part le rein, d'après de très intéressantes recherches de C. Levaditi et E. V. Knaffl-Lenz
(*Bull. Soc. path. exot.*, 21 juill. 1909, p. 405) avec l'arsénophénylglycocollate de soude, est aussi capable de
fixer des proportions notables d'arsenic, à tel point que
les auteurs ont pu considérer ces cellules comme de
véritables « condensateurs d'arsenic ». Enfin, dans le
cas de l'injection de salvarsan, le poumon, nous l'avons
vu, peut retenir aussi de fortes quantités du composé
arsenical. Va-t-on alors, pour ces divers cas, du seul fait
qu'on a constaté la présence de l'arsenic, parler d'ac-
tions « hématotropique », « leucotropique », « néphro-
tropique », « pneumotropique » de l'arsenic ? La simple
présence de l'arsenic dans un organe déterminé ne permet nullement d'admettre une action « organotropique »
de l'arsenic pour l'organe en question. Le « tropisme »,
qui implique essentiellement l'idée de *direction élective*,
est basé avant tout sur le rapport suivant lequel divers
organes peuvent respectivement fixer l'arsenic : il ne
pourra être question d'action neurotropique que si le
tissu nerveux fixe vraiment l'arsenic avec électivité par
rapport aux autres organes. Or les expériences de Mouneyrat ne fournissent absolument aucune donnée à ce
sujet, l'auteur disant simplement avoir trouvé chez trois
lapins de l'arsenic « dans le foie, les muscles et dans
« les centres nerveux en quantité très appréciable et
« *nettement supérieure* aux quantités infinitésimales
« qu'on rencontre chez les animaux témoins », et chez

quatre autres simplement « trouvé de l'arsenic dans les centres nerveux ». Rien ne dit, dans ces conditions, que le poumon, le foie, le rein, la peau, les leucocytes, etc., ne contiennent point, à poids égaux, des quantités d'arsenic supérieures à celles du tissu nerveux. C'est même certainement ce qui a lieu pour plusieurs de ces organes. Peut-on d'ailleurs, au sens vrai du mot, parler d'organotropie sans comparer entre elles la faculté de fixation des divers organes ou éléments cellulaires et celle des parasites se trouvant dans l'organisme ? On n'est autorisé à le faire que si les organes fixent beaucoup plus électivement le composé arsenical que les parasites, ce qui est justement l'inverse dans le cas du salvarsan ; il est intéressant de rappeler à ce point de vue les expériences de Levaditi et Knaffl-Lenz (*loc. cit.*), qui ont démontré chimiquement, chez le rat nagané, la fixation de l'arsenic sur les trypanosomes in vivo, à la suite d'injections d'arsénophénylglycocollate de soude. Il est bien certain en tout cas que le seul fait d'avoir constaté la présence d'arsenic dans les centres nerveux ne permet en aucune façon de conclure à l'existence d'une action « neurotropique ».

Cette conclusion est d'autant moins admissible que la technique employée par Mouneyrat pour faire porter ses recherches « sur les cellules d'organes et non sur le sérum qui les baigne » ne répond nullement au but cherché. Puisque le lavage au sérum artificiel n'a été fait qu'après broyage préalable des organes « avec un broyeur divisant finement », tout le sang contenu dans ces derniers s'est tout d'abord intimement mélangé au produit de broyage cellulaire, et finalement la couche de liquide qui a pu être séparée par centrifugation n'a pu représenter autre chose qu'une minime fraction de la partie non insoluble du sang : dans ces conditions, les produits dans lesquels a été recherché l'arsenic ne correspondent en aucune façon aux « cellules d'organes » exemptes de sang dont parle l'auteur, mais sont au contraire constitués par le mélange des produits de broyage des organes et des éléments insolubles contenus dans le sang qui imprègne ces derniers. Or parmi les éléments insolubles du sang peuvent se trouver des particules contenant de l'arsenic, lequel peut notamment provenir d'une fixation par les leucocytes. (Il ne semble pas que l'arsenic insolubilisé dans le sang par simple précipitation selon le mécanisme que j'ai étudié puisse intervenir ici, car, ainsi que je l'ai fait remarquer, à la suite de l'insolubilisation dans le sang l'arsenic se dépose dans divers organes ; il semble d'ailleurs devoir intervenir d'autant moins que les solutions injectées par Mouneyrat étaient des solutions de sel disodique.)

Ainsi donc, la technique employée par Mouneyrat ne permet pas de dissocier strictement l'arsenic inclus dans le tissu nerveux et l'arsenic pouvant se trouver dans le sang. Une dissociation de ce genre n'est possible que si l'on prend soin de priver les organes de sang par des circulations artificielles prolongées et répétées. Et même si, dans ce cas, on trouvait de l'arsenic dans le cerveau, il ne pourrait point être question d'action neurotropique : comme je viens de le dire, pour admettre une telle action, il faudrait que le cerveau fût nettement plus riche en arsenic que les autres organes ; de plus il faudrait que l'arsenic y fût fixé à proprement parler par le tissu nerveux, combiné chimiquement avec certains constituants de ce dernier, et non simplement inclus ou déposé hors des cellules nerveuses à l'état de composé insoluble (1). Le fait signalé par l'auteur, qu'un lapin ayant reçu un centigramme de sel disodique par kilogramme renfermait dans un même poids de substance nerveuse moins d'arsenic qu'un lapin n'ayant reçu qu'un demi-centigramme, est d'ailleurs bien en rapport avec l'idée que la présence d'arsenic ne résultait point d'une affinité spéciale du sel injecté pour la substance nerveuse, mais plutôt de conditions de déterminisme multiples, parmi lesquelles le mélange d'une plus ou moins grande quantité de sang à l'organe n'est vraisemblablement pas à négliger.

Les expériences de Mouneyrat ne démontrant en aucune façon l'existence d'une action neurotropique du 606 ne permettent donc point d'expliquer certains des accidents survenus chez l'homme par une « fixation » de cette substance sur les centres nerveux. Le mécanisme lui-

1. Pour étudier l'organotropisme en général, et préciser le degré d'affinité *respectif* de chaque organe pour l'injection de doses déterminées d'une substance médicamenteuse (doses *thérapeutiques* ou plus ou moins *toxiques*), il y aurait lieu (en particulier dans le cas de substance ne s'insolubilisant pas dans le sang) de rechercher systématiquement sa répartition dans le plasma, les globules, le caillot, le sérum et dans les principaux organes après avoir, par des saignées et des transfusions de sérum artificiel successives, pratiqué l'hydrotomie générale des tissus, lavé ensuite spécialement chaque organe par des circulations artificielles suffisamment prolongées et lavé les globules par centrifugations répétées.

même de cette fixation invoqué par Mouneyrat, d'après lequel les groupements basiques AzH^2 seraient électivement saturés par le tissu nerveux riche en composés nucléiniques acides et « accrocheraient » ainsi la molécule arsenicale à la cellule nerveuse, ne serait, s'il intervenait, nullement localisé aux éléments nerveux, mais réaliserait identiquement la fixation de la même molécule au niveau de tous les organes ou éléments cellulaires riches en corps nucléiniques, foie, organes lymphoïdes, etc., sans parler de la fixation sur les parasites dans le cas d'organisme infecté.

En ce qui concerne la comparaison entre les groupements AzH^2 du dioxydiamidoarsénobenzol et ceux de la fuchsine au point de vue de leur affinité pour les éléments acides des cellules, il y a lieu de remarquer qu'elle n'est pas très justifiée, car dans le dioxydiamidoarsénobenzol les groupements OH sont phénoliques et non alcooliques comme celui de la fuchsine et de ce fait atténuent beaucoup la basicité des AzH^2.

En conclusion, ni les expériences de Mouneyrat ni les déductions qu'il en tire ne mettent en évidence une action neurotropique du 606 et ne permettent d'expliquer les accidents survenus chez l'homme par un neurotropisme, soit immédiat, soit tardif, en relation avec une affinité spéciale des groupements aminogènes pour la cellule nerveuse. Aussi n'est-il pas étonnant que les tentatives faites par l'auteur pour diminuer la toxicité des arsénoïques à fonctions aminogènes en faisant perdre à ces dernières leur caractère basique par fixation de groupement sulfonique ($- SO^3H$) ou sulfinique ($- SO^2H$), si intéressantes qu'elles soient a priori, aient complètement échoué, l'idée directrice de ces recherches étant erronée (1).

Je ne saurais mieux faire ici que de citer ce qu'écrivait Ehrlich en fin 1911 au sujet de la faible toxicité du salvarsan et des phénomènes secondaires résultant de son action tréponémicide, phénomènes en apparence toxiques, mais résultant en réalité de la destruction massive des parasites in vivo, dus « non à la nature du médicament, mais à la nature de la maladie », phénomènes qu'on pourra chercher à éviter ou à atténuer non point par l'application d'un médicament moins toxique, mais exclusivement par l'emploi d'une technique de mieux en mieux appropriée en vue de la diminution des manifestations réactionnelles violentes.

« Wenn wir bedenken, das im Laufe dieses Jahres

1. Des recherches de Wechselmann permettent de penser que le salvarsan est totalement dépourvu d'action neurotropique. Pour se rendre compte de l'affinité ou de la toxicité du salvarsan pour le système nerveux central, Wechselmann a injecté dans le cerveau de lapins et de chiens trépanés, 0 cc. 5 à 1 cc. d'une solution de salvarsan à 0 gr. 10 pour 50 cc. Les animaux devinrent rapidement malades (phénomènes algiques et parésiques, contractures) et moururent en deux à quatre jours. Même résultat avec une solution à 0 gr. 10 pour 100 cc. Mais en employant une solution diluée à 0 gr. 10 pour 200 ou 400 cc. — concentration qui dépasse de beaucoup celle à laquelle le salvarsan peut circuler dans l'organisme après injection intraveineuse —, les animaux supportèrent sans le moindre trouble l'injection directe dans le cerveau.

Dans le même ordre d'idées, Karl Beck (*Münchener medizinische Wochenschrift*, n° 2, 1912) a constaté expérimentalement que des souris blanches n'ont pas montré la moindre altération du système nerveux après injection intraveineuse d'énormes doses de salvarsan.

17

« doch mehrere hunderttausend Patienten mit Salvarsan
« behandelt worden sind, so ist die Zahl der Unfælle
« doch immerhin eine so geringe, dass zu irgendwie
« ernsten Bedenken durchaus kein Anlass besteht, und
« dass die Gefahrchance sicher viel *geringer* ist als beim
« *Chloroform*. Anderseits hoffe ich auch bestimmt, dass
« es mœglich sein wird, in der gleichen Weise, wie
« wir die anderen Schædigungen zu überwinden gelernt
« haben, auch diese Gefahren und Unfælle zu vermei-
« den.

« ... Ich glaube... abschliessen zu kœnnen..., das *Sal-*
« *varsan ist durch die Erfahrungen des letzlen Jahres*
« *als eine relatriv unschœdliche Substanz erkannt wor-*
« *den* ; wir haben gesehen, dass die akute Reaktion,
« die stets als Arsenvergiftung gedeutet worden ist,
« nicht dem Salvarsan, sondern nur einer mangelhaften
« Technik zuzuschreiben ist. » (P. EHRLICH. Ueber Salvarsan. *Loc. cit.*, p. 2483.)

C'est donc avant tout l'emploi d'une *technique défec-*
tueuse qui est la cause des accidents. Et Ehrlich conclut :

« ... Ebenso ist seine Toxizitæt an und für sich eine
« ganz minimale. Und die Fehler, die ihm anzuhaften
« scheinen, liegen nicht in der Art des Mittels, sondern
« in der Art der Erkrankung :

« 1° Existenz von Herden, in die das Heilmittel nur
« allmæhlich und schwer eindringen kann.

« 2° Auftreten lokaler Reaktionen, die dadurch zus-
« tande kommen, dass unter dem Einfluss des stark
« keimtœtenden Mittels die Endotoxine lokale Reaktion
« auslœsen, wie wir dies zuerst durch Koch beim Tuber-

« kulin kennen gelernt haben. Diese Reaktionen werden
« sich im Nervensystem besonders unangenehm bemerk-
« bar machen.

« Aber jedes Mittel, welches maximale Keimabtœ-
« tende Wirkung besitzt, wird mit diesem Uebelstande
« zu kæmpfen haben. Nicht durch ein neues Mittel
« werden wir ihnen begegnen kœnnen, sondern aus-
« schliesslich durch eine den besonderen Verhæltnissen
« angepasste Methodik, deren Richtlinien ja aus dem
« Obigen hervorgehen. » (*Ibid.*, p. 2486.)

Considérations complémentaires sur la pathogénie des accidents observés chez l'homme.

Au moment même où je transcris ces lignes, je prends
connaissance d'un article de Milian sur « Les morts du
606 », paru à l'instant dans le *Paris médical* du 2 mars
1912 (pp. 353-358). L'auteur ne vise dans cet article que
les cas de mort survenus à la suite d'injections sans
erreur grossière apparente de technique. Le schéma
de ces cas est le suivant. Après l'injection, tout se passe
normalement, puis, quelques jours après surviennent
brusquement céphalée, nausées, vomissements (quelquefois sanglants), attaques épileptiformes, coma et
mort très rapide. A l'autopsie, « congestion violente
et petites suffusions sanguines dans tous les viscères,
particulièrement au poumon et au cerveau ».

Pour Milian, le caractère de brusquerie dans l'apparition des accidents écarte la possibilité d'une intoxication vraie, et les phénomènes vaso-moteurs extrême-

ment intenses, tels que forte congestion de la face, cyanose et œdème des lèvres, vomissements sanglants permettent d'admettre l'existence au niveau des méninges de processus analogues de congestion et d'exsudation séreuse. Il s'agirait avant tout de « phénomènes mécaniques, et non de véritables accidents toxiques », que l'auteur propose de désigner sous le nom d'« *apoplexie séreuse du 606* », cette dernière présentant une grande analogie avec les manifestations qu'il a décrites antérieurement sous le nom de « *crise nitritoïde* ». Celle-ci, qui s'observe au cours même d'une injection de 606, est caractérisée aussi avant tout par une poussée congestive brusque du côté de la face, à laquelle peut succéder un état plus ou moins syncopal. Dans les deux cas, Milian rattache les accidents à une même cause, l'alcalinisation insuffisante de la solution injectée, celle-ci donnant lieu à la formation d'un composé « extrêmement nocif », le sel monosodique, et peut-être encore à d'autres produits nocifs, qu'il désigne en bloc avec le sel monosodique sous le nom de « para-606 ».

Pour expliquer le retard avec lequel les accidents de « l'apoplexie séreuse » se manifestent, Milian admet qu'il se produit in vivo « une altération secondaire du salvarsan d'autant plus facile que la combinaison première aura été moins stable, c'est-à-dire moins alcaline. » Quant au fait que ces accidents ne se montrent pas chez tous les individus injectés avec une même solution, il l'interprète par l'existence de « différences énormes dans la basicité du sang chez divers individus », ceux dont les humeurs présentent une basicité suffisante étant beaucoup plus aptes à résister que les autres.

En conclusion générale il affirme que les accidents sont évités si l'on n'injecte que des solutions contenant un léger excès de « *soude libre* », c'est-à-dire par exemple des solutions à environ XXIV gouttes de NaOH à 15 °/₀ pour 0 gr. 60 de salvarsan ainsi qu'il l'avait conseillé dans de précédentes publications (1), et recommande comme traitement curatif des accidents de l'apoplexie séreuse d'injecter dans les veines une petite quantité de soude en solution diluée destinée à transformer le sel monosodique toxique en sel disodique non toxique.

D'après les résultats détaillés que j'ai exposés plus haut sur la toxicité comparée des solutions de sel monosodique et des solutions alcalines selon Ehrlich et où les premières ne se sont montrées en aucune façon plus toxiques que les secondes, l'opinion de Milian sur la

1. C'est le taux indiqué par exemple à la page 74 de son ouvrage déjà cité paru dans les *Actualités médicales*.

Dans son article intitulé « Précautions à prendre pour les injections de « 606 » » (*Quinzaine thérapeutique*, XII, 10 janvier 1912, p. 507), il conseille, pour obtenir une solution « hyperalcaline », d'ajouter à la « solution terminale » « une ou deux gouttes » de NaOH à 15 °/₀ ; pour la dilution qu'il préconise (0 gr. 01 de salvarsan dans 4 cc. 5 d'eau salée à 6 °/₀₀, soit 0 gr. 60 dans 270 cc.) la dissolution du salvarsan a lieu lorsqu'on a ajouté environ 0 cc. 95 (soit XIX à XX gouttes) de NaOH à 15 °/₀ (pure, non carbonatée) à 0 gr. 60 de produit ; s'il ajoute encore I à II gouttes de soude, le nombre total de gouttes ayant servi à la préparation est donc au maximum de XXII.

Dans sa communication à la *Société médicale des Hôpitaux* (déjà citée) du 24 novembre 1911, Milian avait indiqué comme quantité *complémentaire* de soude à ajouter un nombre de gouttes un peu plus élevé, VI gouttes par 0 gr. 60 de salvarsan ; le nombre total de gouttes de soude à employer pour la préparation était alors de XXV à XXVI.

nocuité spéciale du sel monosodique ne me paraît pas devoir être acceptée. D'ailleurs, à cette objection d'ordre pratique expérimental s'en ajoute une autre, d'ordre théorique, plus importante même que la première : les solutions alcalines employées par Milian et ses collaborateurs dans « plus de six mille injections » et préconisées par lui comme contenant un excès de « soude libre », ne renferment en réalité pas trace de soude libre et contiennent, à côté d'une petite quantité de sel disodique, une quantité beaucoup plus élevée de sel monosodique. Ces solutions en effet correspondent en moyenne, d'après les indications fournies dans le livre de Milian lui-même paru en décembre 1911 (p. 74) à XXIV gouttes de NaOH à 15 %. par 0 gr. 60 de salvarsan, c'est-à-dire à environ 1 cc. 14 de cette soude, valeur qui est celle des solutions alcalines selon Ehrlich ; or j'ai montré plus haut que ces dernières renferment pour 2/5 de sel disodique, 3/5 de sel monosodique. Les solutions proclamées inoffensives par Milian sont donc surtout des solutions de sel monosodique, donc riches en « para-606 ». La neutralisation des deux OH du dioxydiamidoarsénobenzol ne s'obtenant qu'avec 1 cc. 34 (soit XXVIII gouttes) de NaOH à 15 %. par 0 gr. 60 de salvarsan, il faudrait, pour avoir des solutions contenant de la « soude libre » augmenter le nombre des gouttes au delà de vingt-huit.

Ces considérations me permettent de maintenir la conclusion initiale que j'ai émise, à savoir que les accidents graves observés dans certains cas chez l'homme ne sont point dus à une action du sel monosodique.

Milian paraît cependant avoir donné une interprétation partiellement juste des accidents de l'apoplexie séreuse en les rattachant à une action « mécanique » et non à proprement parler toxique chimiquement ; je dis « partiellement juste », car Milian n'envisage dans la nocuité mécanique que le phénomène terminal (congestion céphalique et encéphalique) et omet le phénomène initial, causal, qui me paraît être la précipitation in vivo du salvarsan injecté. Je crois donc pouvoir interpréter les accidents en question par l'emploi de préparations défectueuses, soit trop peu diluées, soit contenant de fins grumeaux de salvarsan non dissous, soit faites en partant de soude impure et fortement carbonatée, soit injectées trop rapidement, toutes conditions qui peuvent favoriser in vivo la précipitation du salvarsan sous un état qui la rende mécaniquement nocive par suite d'une division insuffisante des particules de précipité. On comprend alors que les accidents puissent ne pas être immédiats, mais n'apparaître qu'au bout de quelques jours sans qu'il soit besoin de faire intervenir, avec Milian, « une altération secondaire du salvarsan » : initialement, lors de l'injection, l'insolubilisation in vivo a donné lieu à un précipité ne remplissant pas les conditions nécessaires pour qu'il soit mécaniquement sans nocuité ; le précipité fait alors de très fines embolies disséminées dans tout le parenchyme pulmonaire ; ainsi qu'on peut le constater expérimentalement, ces troubles mécaniques initiaux purent ne s'accompagner d'aucune conséquence fâcheuse, mais on conçoit très bien que chez certains sujets ils puissent être, soit par eux-mêmes, soit sous l'influence d'une cause prédisposante ou occasionnelle, l'amorce de phénomènes congestifs ultérieurs amenant une gêne de la circulation veineuse céphalique et déclanchant brusquement à un moment donné la crise apoplectique décrite. Dans les observations publiées, la congestion pulmonaire et le plus souvent l'œdème pulmonaire sont constants et les petites suffusions sanguines disséminées au niveau de divers organes constituent une preuve de plus en faveur de l'intervention d'une nocuité d'ordre mécanique (1).

Quant aux dites « différences énormes dans la basicité du sang des divers individus », elles ne me paraissent en aucune façon pouvoir intervenir pour expliquer les différences de nocuité d'une même solution chez divers individus : la réaction d'alcalinité apparente du sang étant due en effet aux sels de la forme CO^3NaH et ce dernier provoquant la précipitation des solutions alcalines, la précipitation in vivo doit être d'autant plus active que l'alcalinité du sang est plus forte et la nocuité mécanique ne peut de ce fait qu'être augmentée.

1. Ainsi que je l'ai montré à maintes reprises au cours de ce travail la nocuité mécanique peut suivant la nature des solutions de salvarsan injectées dans les veines jouer un rôle considérable dans le mécanisme de la toxicité : on s'en rend facilement compte par ce fait que les solutions acides peu diluées, beaucoup plus toxiques en injection intraveineuse que les solutions alcalines, sont au contraire nettement moins toxiques que ces dernières lorsqu'on étudie la toxicité des deux groupes de solutions par la voie sous-cutanée, c'est-à-dire dans des conditions excluant toute possibilité de nocuité mécanique intravasculaire.

Cette observation elle-même est contraire à l'hypothèse formulée par Milian d'une altération secondaire in vivo du salvarsan injecté en solution insuffisamment alcalinisée.

Enfin, il me paraît illusoire de proposer comme traitement curatif des accidents provoqués par le dit « para 606 » l'injection intraveineuse de petites quantités de soude diluée, (« contre-poison du para-606 »), car la soude est, au contact du sang, immédiatement transformée en bicarbonate de soude sous l'influence de l'excès toujours présent d'acide carbonique, et le bicarbonate de soude ne peut lui-même qu'être sans action sur le salvarsan déjà insolubilisé et fixé dans divers organes ; même si le sel sodique du dioxydiamidoarsénobenzol se trouvait encore dans le sang au moment de l'injection de bicarbonate, le seul effet de ce dernier pourrait être de provoquer une nouvelle insolubilisation, augmentant peut-être ainsi les chances de nocuité mécanique.

L'ensemble de ces notions permet de souligner une fois de plus tout particulièrement l'importance des phénomènes de toxicité mécanique qui peuvent se produire dans certaines conditions d'application défectueuse du médicament. Tandis que, d'après tous les faits relatés dans ce travail, les solutions convenablement préparées ont une toxicité mécanique nulle ou seulement appréciable à des doses extrêmement supérieures aux doses thérapeutiques et une toxicité chimique qui ne se manifeste aussi qu'avec l'emploi de doses infiniment plus élevées que les doses médicamenteuses, les solutions ne satisfaisant pas aux conditions d'innocuité mécanique peuvent être toxiques et provoquer des accidents graves même à doses très faibles.

Pratiquement, la toxicité du salvarsan ne dépend donc

que de la façon dont il est appliqué. Bien manié, et aux doses thérapeutiques habituellement employées, on peut dire qu'il ne présente chez l'homme aucune toxicité, car dans aucun des cas où des accidents ont été signalés chez des individus indemmes de tares pathologiques contre-indiquant son emploi, la technique d'application ne s'est montrée à l'abri de toute critique.

Vu son activité thérapeutique extrêmement intense, laquelle n'a pu être mise en doute que par les médecins qui ont employé des doses trop faibles, il y a lieu de généraliser de plus en plus son emploi en l'appliquant aussi rationnellement que possible et en s'entourant de toutes les précautions exigées par le maniement d'un agent doué d'une si haute efficacité. Quelle que soit la nature de la préparation employée, on aura toujours intérêt à substituer à la solution chlorurée sodique les solutions sucrées, isotoniques ou hypertoniques, suivant les concentrations indiquées à propos de chaque préparation examinée dans ce travail : le chlorure de sodium n'offre, pour le cas spécial de l'injection de salvarsan, aucun avantage et présente souvent de graves inconvénients ; les sucres au contraire ne présentent que des avantages, dont le moins négligeable réside certainement dans l'énorme diminution de toxicité qu'ils confèrent aux solutions (1).

---

1. Le glucose et le lactose présentent, outre les avantages que j'ai déjà indiqués ici, un grand intérêt au point de vue de la *conservation des solutions de salvarsan*. J'avais déjà montré, en 1910, l'existence d'une action stabilisante du glucose vis-à-vis des solutions acides de 606. Le 8 janvier 1912, au cours d'une communication à *l'Académie des Sciences et Lettres*

Une nouvelle étude se grefferait maintenant logiquement sur celle qui vient de faire l'objet de ce travail : ce serait celle de la détermination, dans la syphilis ex-

de Montpellier, « Sur la conservation du dioxydiamidoarsénobenzol en préparations acides, alcalines ou neutres directement injectables », j'ai présenté plusieurs séries d'ampoules, préparées depuis six mois à un an, contenant du salvarsan en solution acide neutre ou alcaline ou en suspension neutre. Un certain nombre de ces préparations étaient restées, malgré leur conservation prolongée, parfaitement inaltérées au point de vue physique et des expériences de toxicité m'avaient montré qu'elles n'étaient en aucune façon devenues plus toxiques. D'après mes observations, les solutions isotoniques de glucose et de lactose paraissent convenir parfaitement pour la conservation des solutions acides et alcalines, à condition d'effectuer les préparations avec une asepsie rigoureuse et de ne laisser dans les ampoules aucune trace d'oxygène (sceller après barbotage prolongé d'hydrogène ou d'azote).

Ces mêmes solutions sucrées conviennent très bien aussi pour la conservation des solutions neutres et des suspensions neutres.

Les sucres cependant ne semblent pas les seuls agents capables de permettre une bonne conservation des préparations de salvarsan sans augmentation de la toxicité. J'ai pu conserver, sans la moindre altération, pendant plus d'un an, des solutions acides de salvarsan composées par exemple de 0 gr. 60 de salvarsan, 3 centimètres cubes de glycérine et 6 centimètres cubes d'eau (solutions à 1 pour 15), en ampoules scellées privées d'oxygène comme précédemment.

D'ailleurs de simples solutions à 0, 60 pour 30 centimètres cubes dans l'eau distillée, en ampoules privées d'oxygène, se sont conservées aussi sans aucune altération ni augmentation de toxicité pendant cinq mois.

Ces diverses données pourront avoir des conséquences intéressantes au point de vue de l'application pratique du salvarsan, car elles montrent la possibilité de le conserver de façon prolongée en solutions soit directement injectables, soit injectables après simple dilution. L'utilisation de telles solutions constituerait une grande simplification de technique et mettrait à l'abri des accidents dus à des fautes de technique dans la préparation extemporanée des solutions.

périmentale du lapin, du rapport $\frac{C}{T}$ $\left(\frac{\text{« Dosis curativa »}}{\text{« Dosis tolerata »}}\right)$, effectuée comparativement sur les plus importantes des préparations examinées, *injectées par la voie intraveineuse*. Aussi bien — et, à certains point de vue, beaucoup mieux — que l'observation clinique, elle permettrait de fixer la valeur thérapeutique respective de ces diverses préparations et d'établir de façon certaine quelles sont celles qui ont le plus d'intérêt à être définitivement et systématiquement employées en pratique.

Il est à souhaiter qu'une telle étude soit entreprise au plus tôt, en particulier pour les solutions acides en milieu sucré, pour lesquelles la *Dosis tolerata* doit se montrer remarquablement élevée.

RÉSUMÉ ET CONCLUSIONS

Dans ce travail sont étudiées *de façon aussi systématique et comparable que possible* les toxicités expérimentales des principales formes de préparations acides,
neutres et alcalines de salvarsan susceptibles d'être
employées thérapeutiquement par la voie intraveineuse.
A côté des solutions connues et d'un usage courant en
clinique je me suis spécialement attaché à étudier, au
point de vue de leur tolérance par l'organisme, un certain nombre de préparations injectables dans les veines,
nouvelles ou relativement peu utilisées jusqu'à aujour-
d'hui et que j'ai pour la plupart réalisées en vue d'obtenir
des formes *aussi peu toxiques que possible*. J'ai, chaque
fois que les faits me l'ont permis, établi le parallèle entre
les données expérimentales et les données cliniques
et cherché autant que possible à tirer de mes résultats
expérimentaux des *déductions d'ordre pratique*.

I. — Toxicité des solutions acides.

Les divers auteurs qui ont étudié expérimentalement
la toxicité des solutions, arrivent à des résultats très

divergents par suite des conditions techniques souvent très différentes dans lesquelles ils ont opéré. Pour ces solutions, j'ai mis très nettement en évidence les faits suivants.

A) *Solutions biacides.* — La toxicité des solutions biacides (injections intraveineuses chez le lapin) augmente fortement avec leur *concentration*, mais non de façon tout à fait parallèle : tandis que pour les solutions suffisamment diluées elle croît moins rapidement que le degré de concentration, pour des solutions déjà relativement concentrées elle croît plus rapidement que ce dernier. La teneur du sérum artificiel en NaCl n'influe pas sur cette toxicité. Celle-ci n'est pas augmentée non plus pour les solutions conservées plusieurs jours après leur préparation sans précautions spéciales.

Expérimentalement, les animaux supportent, *sans présenter aucun trouble,* des doses de ces solutions de beaucoup supérieures, proportionnellement au poids de l'animal, à celles qui sont thérapeutiquement très actives chez l'homme.

Les symptômes observés chez l'animal pendant l'injection de doses soit immédiatement soit plus tardivement mortelles, les constatations faites à l'autopsie dans les divers cas, et diverses expériences *in vitro,* de même que l'analyse comparative des manifestations observées chez l'homme consécutivement à l'injection intraveineuse des solutions biacides de concentration diverse montrent que, contrairement à l'opinion de divers auteurs, la nocuité des solutions concentrées n'est pas due à une toxicité *chimique* du composé arsenical, mais uniquement à une *toxicité d'ordre mécanique* due à la *précipitation massive* in vivo du salvarsan au contact des albuminoïdes du sang (embolies, infarctus et œdème pulmonaires).

Cette toxicité mécanique est *d'autant plus diminuée que les solutions sont plus diluées*, le précipité produit dans le sang se produisant alors sous un état physique beaucoup mieux adapté à sa tolérance mécanique intravasculaire ; si elle intervient encore pour une part dans le mécanisme de la mort chez les animaux injectés avec des doses immédiatement mortelles de solutions diluées, elle ne se manifeste plus en aucune façon pour ces dernières solutions employées aux doses thérapeutiques où à des doses même nettement supérieures à celles-ci.

Au point de vue de son mécanisme pharmacodynamique, *cette toxicité n'est pas due à l'acidité proprement dite* (groupements HCl) *des solutions, mais à leur « phénolicité »* (action coagulante des groupements phénoliques — OH).

Ainsi s'expliquent d'une part les accidents observés chez l'homme à la suite de l'emploi de solutions acides insuffisamment diluées et d'autre part la *tolérance parfaite des solutions acides de dilution convenable*, la limite de début de la toxicité mécanique étant, pour ces derniers, très éloignée de la limite des doses thérapeutiquement actives ; ainsi s'explique aussi le fait que, contrairement à ce que croient la plupart des auteurs, les solutions acides ne sont pas, expérimentalement, beaucoup plus toxiques que les solutions alcalines habituellement employées, pourvu qu'elles soient suffisamment diluées.

Cliniquement la *méthode des injections intraveineuses acides à forte dilution* se montre *nettement plus active que la méthode des injections alcalines* ; cette plus grande efficacité thérapeutique est en relation avec le degré d'intensité de l'*insolubilisation initiale* du salvarsan (plus complète qu'avec les solutions alcalines), celle-ci étant à son tour en rapport direct avec la durée de séjour du produit dans l'organisme et en rapport inverse avec sa vitesse d'élimination. Réalisée dans des conditions où la toxicité mécanique ne peut se manifester, cette *insolubilisation in vivo* représente donc une *condition très heureuse au point de vue de l'action thérapeutique.*

L'ensemble de ces faits justifie parfaitement l'emploi clinique des solutions acides en injection intraveineuse, trop peu utilisées jusqu'à aujourd'hui parce que mal étudiées et par suite des accidents observés consécutivement à l'injection de solutions trop concentrées. Vu la simplicité de sa technique et sa grande efficacité thérapeutique, la méthode intraveineuse acide à forte dilution, que j'ai préconisée dès novembre 1910, me paraît un mode excellent d'administration du salvarsan si l'on veut s'astreindre à l'appliquer en se conformant rigoureusement aux règles que j'ai établies.

J'ai d'ailleurs apporté à cette méthode un perfectionnement d'un grand intérêt en substituant au sérum chloruré sodique employé pour la préparation des solutions acides des *sérums achlorurés* constitués par des solutions isotoniques ou hypertoniques de glucose ou de lactose. J'ai antérieurement insisté sur les avantages que présentaient ces derniers par rapport à l'eau salée ordinaire. Ces sérums, particulièrement précieux à employer dans les cas de rétention chlorurée possible, sont *beaucoup moins toxiques que la solution chlorurée sodique* ; ils ont de plus une *action diurétique* importante (diurèse par *lavage* des tissus dans le cas de solutions isotoniques, diurèse par *déshydratation* tissulaire dans le cas de solutions hypertoniques) une *action déchlorurante* proprement dite, une *action nutritive*, une *action cardiotonique, hypertensive* suivant les doses, et sont même capables, dans certaines conditions, de diminuer notablement la toxicité de diverses substances injectées en même temps qu'eux. Or ces différentes propriétés représentent précisément une série de facteurs capables de neutraliser efficacement divers effets accessoires plus ou moins nocifs ou défavorables provoqués chez certains sujets par l'injection ordinaire de salvarsan en milieu chloruré sodique. C'est ce que m'a montré l'étude de la toxicité expérimentale et de l'application chez l'homme des solutions de salvarsan en milieu sucré.

Les solutions acides sucrées, isotoniques ou hypertoniques, à 0 gr. 60 de salvarsan pour 400 centimètres cubes sont, expérimentalement, deux à trois fois moins toxiques, et les solutions sucrées à 0 gr. 60 pour 200 centimètres cubes trois à quatre fois moins toxiques que les solutions chlorurées sodiques correspondantes. Ces dernières solutions sucrées sont elles-mêmes beaucoup moins toxiques (deux fois moins environ) que les solutions alcalines couramment employés en clinique.

Des solutions acides sucrées, même deux à quatre fois moins diluées que des solutions acides chlorurées sodiques restent encore deux à trois fois moins toxiques que ces dernières.

Tandis que pour les solutions acides chlorurées sodiques la toxicité augmente fortement avec le degré de concentration, pour les solutions acides sucrées au contraire elle n'augmente que très faiblement avec ce dernier.

Les solutions acides sucrées, glucosées ou lactosées, isotoniques ou hypertoniques, sont loin de nécessiter, pour être peu toxiques, un degré de dilution aussi élevé que les solutions chlorurées sodiques et ce degré peut être, sans amener d'augmentation notable de toxicité, d'autant plus abaissé que la concentration pondérale en sucre des solutions est elle-même plus élevée.

Les symptômes observés pendant l'injection et les constatations faites à l'autopsie à la suite de l'injection de quantités plus ou moins élevées de solutions acides montrent que le sytème cardio-vasculaire résiste beaucoup mieux à l'injection acide sucrée qu'à l'injection acide chlorurée sodique et que la *toxicité mécanique ne joue pour la plupart des solutions sucrées, qu'un rôle négligeable dans le mécanisme de la mort,* la toxicité chimique étant à peu près seule à intervenir.

La diminution de toxicité due aux solutions sucrées est due accessoirement à la diurèse provoquée et à l'action toni-cardio-vasculaire des sucres, et pour la plus grande part à des facteurs d'ordre physico-chimique représentés : 1° par *l'état physique sous lequel a lieu la précipitation du salvarsan in vivo* (précipité plus finement divisé et plus homogène que celui qui se produit sous l'influence des solutions en milieu chloruré sodique) ; 2° par *l'augmentation de la viscosité du sang* réalisée sous l'influence des injections sucrées, augmentation de viscosité qui tend en quelque sorte à maintenir et même à accentuer la tendance à la « *colloïdalisation* » *du produit d'insolubilisation initiale.*

Cliniquement, la méthode intraveineuse acide au sérum achloruré, glucosé ou lactosé, montre la même activité thérapeutique que la méthode acide au sérum chloruré et s'accompagne de phénomènes réactionnels nettement moins accusés ; elle offre surtout le *grand avantage de pouvoir être employée dans tous les cas où l'injection chlorurée sodique est formellement contre-indiquée,* en particulier chez les *rénaux* et les *cardiaques,* chez lesquels les troubles de rétention chlorurée (œdèmes, etc.) peuvent avoir les plus funestes conséquences. L'injection en milieu sucré est spécialement indiquée aussi dans la plupart des cas où le système cardio-vasculaire ne fonctionne pas normalement ; cette indication est basée essentiellement sur le fait de l'action toni-cardio-vasculaire puissante des sucres. L'action des sucres sur le foie représente enfin un facteur susceptible d'intervenir favorablement dans le mécanisme suivant lequel s'étayent la résistance générale de l'organisme malade et sa tolérance spéciale à l'injection arsenicale.

L'application des sérums sucrés au cas de l'injection

*intraveineuse de salvarsan, faite suivant les conditions
que j'ai étudiées et précisées en détail, représente donc
un moyen à la fois de diminuer dans de fortes proportions la toxicité des solutions de salvarsan et de généraliser l'emploi de ce dernier en en faisant bénéficier
des séries de malades chez lesquels, appliqué suivant les
techniques habituelles, il pouvait s'accompagner d'effets
accessoires plus ou moins défavorables ou se trouver
même formellement contre-indiqué.*

B) *Solutions hyperacides.* — Expérimentalement, la
toxicité des solutions acides diluées de salvarsan additionnées de 0 gr. 1 à 0 gr. 2, de HCl °/₀₀ ne s'est pas
montrée accrue. Ce fait vient à l'appui de la conclusion précédemment émise, que la toxicité des solutions
acides n'est point due à l'acidité, mais à la phénolicité.

C) *Solutions monoacides.* — La toxicité des solutions
monoacides (monochlorhydrate de dioxydiamidoarsénobenzol) en milieu chloruré sodique et en milieu sucré
s'est montrée pratiquement la même que celle des solutions biacides. Cliniquement, ces solutions paraissent
se comporter comme les solutions biacides et ne présentent sur ces dernières aucun avantage.

II. — Toxicité des préparations neutres.

Suivant qu'elles sont réalisées en milieu chloruré sodique ou en milieu achloruré plus ou moins riche en
sucre, ces préparations sont constituées soit par des
suspensions proprement dites, soit par des *solutions* à
des degrés variables de limpidité.

L'injection intraveineuse de suspensions neutres de dioxydiamidoarsénobenzol se rattache à la *méthode thérapeutique générale d'injections intraveineuses insolubles* sur laquelle j'ai attiré l'attention dès 1907, et qui peut présenter le *double avantage* de *prolonger d'une part l'action de l'agent médicamenteux dans l'organisme* et *d'autre part de le mettre rapidement en contact avec celui-ci tout entier.*

La *tolérance* de l'organisme à l'injection intraveineuse insoluble de substances n'ayant pas d'effet coagulant sur le sang dépend essentiellement de *deux facteurs.* 1º *Un facteur d'ordre physique* : la suspension sera d'autant moins nocive que le précipité qui la constitue se présentera sous un *état physique* mieux en rapport avec sa tolérance mécanique intravasculaire et sera plus apte à passer à travers les capillaires sans provoquer d'embolies ; 2º *Un facteur d'ordre chimique* : plus le composé insoluble introduit dans le sang sera facilement et rapidement transformé in vivo en composé soluble toxique, plus sa toxicité sera élevée.

Quant à *l'activité thérapeutique,* elle est en relation avec les mêmes facteurs : elle dépend de l'état physique sous lequel se trouve le précipité (état de division plus ou moins fine) et de sa rapidité de solubilisation ultérieure in vivo en rapport elle-même avec sa rapidité d'élimination. On saisit facilement le sens de ces relations d'après ce qui a été dit plus haut à propos de l'activité thérapeutique respective du salvarsan en solutions acides (précipitant fortement au contact du sang) et du salvarsan en solution alcaline (précipitant moins fortement et plus rapidement éliminé).

En ce qui concerne l'*injection intraveineuse de suspension neutre de dioxydiamidoarsénobenzol*, que j'ai commencé à étudier expérimentalement en 1910, les animaux la supportent, sans présenter le moindre trouble, à des doses très supérieures à celles qui correspondent aux doses habituellement employées chez l'homme pour les autres préparations de salvarsan.

Cliniquement, elle se montre aussi dépourvue de nocuité, et ne s'accompagne que de phénomènes réactionnels extrèmement minimes moins accentués même que pour les préparations solubles et manifeste une activité thérapeutique des plus nettes, qu'elle soit faite en milieu chloruré sodique ou en milieu sucré.

Il y a donc lieu de l'appliquer, chez l'homme, comparativement à l'injection acide et à l'injection alcaline, en vue de préciser quelle est exactement sa valeur par rapport à ces dernières. Les seules suspensions qui paraissent devoir être utilisées, autant en raison de leur simplicité de préparation que de leur plus grande innocuité sont les suspensions obtenues par addition de soude à des solutions biacides de salvarsan, en particulier les *suspensions en milieu glucosé isotonique.*

Ces deux groupes de suspension se sont en effet montrés expérimentalement moins toxiques que les suspensions obtenues par addition de bicarbonate de soude à des solutions acides ou à des solutions bialcalines ou obtenues par précipitation de solutions bialcalines au moyen d'un courant de CO_2.

Elles sont cependant elles-mêmes plus toxiques que les solutions acides ou alcalines, cette augmentation de toxicité étant le résultat d'une nocuité d'ordre mécanique. Mais *pour des doses de salvarsan identiques ou même très supérieures à celles qui sont employés chez l'homme, elles ne donnent pas lieu au moindre phénomène toxique* ; les suspensions en milieu glucosé sont d'ailleurs nettement moins toxiques que les suspensions en milieu chloruré sodique. Aussi paraissent-elles mieux appropriées encore que ces dernières en vue de l'utilisation clinique.

Quant aux *préparations neutres solubles,* obtenues par addition de soude à des solutions biacides en milieu suffisamment riche en sucre (glucose ou lactose), elles ont une toxicité tout à fait analogue à celle des solutions biacides de dilution et de teneur en sucre correspondantes, la diminution de toxicité étant due à un mécanisme assez voisin de celui que j'ai indiqué à propos de ces dernières.

III. — Toxicité des solutions alcalines

J'ai étudié la toxicité de solutions additionnées de quantités de soude plus ou moins élevées : solutions « alcalines selon Ehrlich » (1 cc. 14 NaOH à 15 °/₀ par 0 gr. 60 de salvarsan), solutions monoalcalines (sel monosodique) et solutions bialcalines (sel disodique).

A. — *Solutions « alcalines selon Ehrlich »*

Dans la toxicité de ces solutions, la concentration joue un rôle beaucoup moins important que dans celle des solutions acides. Pour des solutions fortement diluées la toxicité des solutions alcalines est plus faible que celle des solutions acides, mais les différences ne sont cependant pas très considérables ; au contraire, pour des solutions concentrées, les différences de toxicité entre les deux groupes de solutions s'accentuent de plus en plus.

En milieu sucré, les solutions alcalines sont beaucoup moins toxiques qu'en milieu chloruré sodique (une fois et demie à deux fois moins) ; mais la toxicité des solutions alcalines sucrées reste à peu près constamment plus élevée que celle des solutions acides correspondantes. *L'emploi des milieux sucrés inverse donc la formule de toxicité respective des solutions alcalines et acides.*

Les symptômes observés pendant l'injection, les constatations autopsiques et diverses observations in vitro montrent que le *mécanisme de la toxicité*, pour les solutions alcalines, est *essentiellement d'ordre chimique* — dû autant à l'action du groupement sel de phénol que du complexe arsénoïque proprement dit — et que la nocuité mécanique n'intervient que pour une très faible part.

Le mécanisme de la forte diminution de toxicité due à la substitution d'excipients sucrés à l'excipient chloruré sodique fait intervenir des facteurs analogues à ceux qui ont été indiqués à propos des solutions acides, mais, à l'inverse de ce qui a lieu dans le cas de ces dernières, l'effet toni-cardio-vasculaire des sucres paraît ici jouer le rôle le plus important. L'action des solutions alcalines sur le cœur étant, à l'inverse de ce qu'ont prétendu beaucoup d'auteurs, plus nocive que celle des solutions acides, l'emploi des milieux sucrés convient particulièrement bien pour l'application chez l'homme des solutions alcalines, le glucose et le lactose rendant le cœur beaucoup plus résistant à l'intoxication.

B. — *Solutions monoalcalines*

C'est au sel monosodique contenu dans ces solutions que certains auteurs ont cru pouvoir rapporter divers accidents mortels consécutifs aux injections alcalines de salvarsan. A priori, il ne paraît pas pouvoir être ainsi, les solutions alcalines selon Ehrlich, reconnues non toxiques, renfermant elles-mêmes non point uniquement le sel disodique, à l'inverse de ce qu'on croit, mais un mélange de 3/5 de sel monosodique et de 2/5 seulement de sel disodique.

L'expérimentation chez l'animal (lapin et chien) confirme parfaitement cette prévision théorique. *Les solutions monoalcalines faites dans le chlorure de sodium à 6 °/₀₀ ne sont nullement plus toxiques que la solution « alcaline selon Ehrlich »* ; l'effet nocif cardiaque des doses immédiatement mortelles est même moins accusé. La toxicité ne s'élève nettement que pour les solutions faites dans le chlorure de sodium à 9 °/₀₀, qui provoque une *précipitation* partielle de ces solutions ; et encore dans ce cas n'est-elle pas plus élevée que celle des solutions acides correspondantes.

Quant à la toxicité des solutions monoalcalines *en milieu sucré*, elle est tout à fait analogue à celle des solutions « alcalines selon Ehrlich » correspondantes.

Pour les solutions soit en milieu chloruré sodique, soit en milieu sucré, les animaux supportent absolument sans aucun trouble, ni immédiat, ni secondaire, des doses très supérieures aux doses thérapeutiquement utilisées.

C. — *Solutions bialcalines*

Ces solutions, en milieu chloruré sodique, sont, *expérimentalement, beaucoup moins toxiques encore que les deux groupes correspondants de solutions alcalines précédentes* et donc beaucoup moins toxiques que les solutions acides au même taux de dilution.

Les mêmes solutions *en milieu sucré* présentent une toxicité, tantôt plus élevée, tantôt plus faible que celle des deux groupes de solutions alcalines sucrées précédemment examinées.

Les manifestations toxiques relèvent essentiellement d'une nocuité d'ordre *chimique ;* l'action nocive cardiaque est plus marquée encore que pour les solutions moins alcalines.

Il est bien entendu cependant que, *pour les trois catégories de solutions alcalines,* cette *action nocive cardiaque ne se manifeste, expérimentalement,* en aucune *façon pour des doses correspondant aux doses thérapeutiques ni même pour des doses bien supérieures.*

Au point de vue clinique, des solutions d'alcalinité inférieure à celle des bialcalines semblent préférables à celles-ci, entre autres raisons parce qu'elles sont moins caustiques que cette dernière et exposent moins aux accidents de phlébite et périphlébite.

IV. — Mécanisme des toxicités comparatives. Innocuité clinique.

L'étude du facteur nocuité mécanique, si important dans le mécanisme de la toxicité de la plupart des solutions de salvarsan, m'a amené à établir une méthode générale de recherches des phénomènes de précipitation in vivo — ou inversement de solubilisation — des substances injectées dans l'organisme, en particulier dans le sang, à l'état soluble ou insoluble. Cette méthode, pour le cas du salvarsan, m'a donné les résultats suivants. In vitro c'est avec les solutions acides que la précipitation au contact du sang est la plus intense ; les solutions à alcalinité inférieure à celle des bialcalines précipitent encore nettement si elles sont faites en milieu chloruré sodique. Mais les solutions bialcalines en milieu chloruré sodique et les solutions alcalines précédentes ou neutres en milieu sucré ne donnent que des précipitations négligeables ou nulles. *In vivo* au contraire, *toutes les solutions acides neutres et alcalines arrivent à s'insolubiliser au contact des humeurs et du sang ;*

l'insolubilisation est seulement plus ou moins complète et plus ou moins rapide.

La comparaison entre le degré de toxicité et les modalités de l'insolubilisation in vivo pour les diverses solutions de salvarsan montre que l'élément commandant le plus immédiatement la toxicité est représenté non par le degré d'insolubilisation, mais par *l'état physique sous lequel se présente le composé insolubilisé*; suivant la nature des solutions, cet état physique est lui-même en rapport soit avec le degré de dilution, soit avec la concentration en sucre, soit avec la teneur en soude.

Les solutions les plus toxiques sont des solutions avant tout mécaniquement toxiques, la toxicité mécanique se manifestant avant la toxicité chimique.

Mais *avec des solutions suffisamment diluées, la toxicité mécanique ne se manifeste jamais pour des doses thérapeutiques*; aussi, vu le rapport déjà précisé entre l'insolubilisation initiale in vivo et l'activité thérapeutique, il n'y a point lieu de renoncer à utiliser en clinique des solutions qui, injectées chez l'animal à doses immédiatement mortelles, présentent un degré notable de toxicité mécanique : de telles solutions peuvent au contraire se montrer, au point de vue thérapeutique, de beaucoup supérieures aux autres.

En conclusion générale, on peut dire que le salvarsan représente un arsenical n'ayant expérimentalement qu'une très faible toxicité et que, chez l'homme il ne paraît *nullement toxique lorsqu'il est convenablement manié.* Les phénomènes réactionnels consécutifs aux injections intraveineuses peuvent être fortement atténués ou même complètement supprimés par l'observation rigoureuse de règles de technique aujourd'hui suffisamment précises. Quant à la prétendue action « neurotropique » qu'on a voulu lui attribuer dans ces derniers temps, elle ne repose sur aucun fait scientifiquement établi et ne représente que le résultat d'expériences entachées de fautes de technique et elles-mêmes mal interprétées.

Enfin, les *accidents* qui ont été *observés chez l'homme ne résultent que de l'emploi de techniques défectueuses à la suite desquelles l'intervention d'une toxicité mécanique des solutions injectées paraît avoir joué le plus grand rôle.*

Dans l'application pratique de la « Salvarsanothérapie », l'emploi systématique des méthodes aux sérums achlorurés sucrés (acides, neutres ou alcalins) me paraît devoir augmenter encore l'innocuité du médicament d'Ehrlich, permettre son administration à doses plus élevées, et vraisemblablement constituer, de ce fait, un moyen de mettre plus facilement en œuvre le mécanisme pharmacodynamique recherché par le Maître allemand, celui de la « therapia sterilisans magna ».

TABLE DES MATIÈRES

CHAPITRE II

TOXICITÉ DES SOLUTIONS HYPERACIDES

CHAPITRE III

TOXICITÉ DES SOLUTIONS MONOACIDES

DEUXIÈME PARTIE

Toxicité des préparations neutres

CHAPITRE PREMIER

LA MÉTHODE THÉRAPEUTIQUE GÉNÉRALE DES INJECTIONS INTRAVEINEUSES INSOLUBLES APPLIQUÉE A L'ADMINISTRATION DE L'ARSENIC

CHAPITRE II

TOXICITÉ DES PRÉPARATIONS NEUTRES OBTENUES PAR ADDITION DE SOUDE A DES SOLUTIONS BIACIDES DE SALVARSAN

CHAPITRE III

TOXICITÉ DES SUSPENSIONS NEUTRES OBTENUES PAR ADDITION DE BICARBONATE DE SOUDE A LA SOLUTION BIACIDE OU BIALCALINE DE SALVARSAN OU PAR PRÉCIPITATION DE CETTE DERNIÈRE PAR CO_2

TROISIÈME PARTIE
Toxicité des solutions alcalines

CHAPITRE PREMIER

TOXICITÉ DES « SOLUTIONS ALCALINES SELON EHRLICH »

CHAPITRE II

TOXICITÉ DES SOLUTIONS MONOALCALINES

CHAPITRE III
TOXICITÉ DES SOLUTIONS BIALCALINES

QUATRIÈME PARTIE
Données numériques synthétiques

CINQUIÈME PARTIE
Mécanisme comparatif de la toxicité des diverses préparations de dioxydiamidoarsénobenzol. Pratiquement le salvarsan est-il toxique ?

CHAPITRE PREMIER
MÉCANISME COMPARATIF DE LA TOXICITÉ DES DIVERSES PRÉPARATIONS

CHAPITRE II
PRATIQUEMENT LE SALVARSAN EST-IL TOXIQUE ?

MAYENNE, IMPRIMERIE CHARLES COLIN